实习护生300问

唐中华 编著

人民卫生出版社

图书在版编目（CIP）数据

实习护生300问/唐中华编著. —北京：人民卫生出版社，2014

ISBN 978-7-117-19300-9

Ⅰ.①实… Ⅱ.①唐… Ⅲ.①护理学—问题解答 Ⅳ.①R47-44

中国版本图书馆CIP数据核字（2014）第172418号

人卫社官网	www.pmph.com	出版物查询，在线购书
人卫医学网	www.ipmph.com	医学考试辅导，医学数据库服务，医学教育资源，大众健康资讯

实习护生300问

编　　著：唐中华
出版发行：人民卫生出版社（中继线 010-59780011）
地　　址：北京市朝阳区潘家园南里19号
邮　　编：100021
E - mail：pmph @ pmph.com
购书热线：010-59787592　010-59787584　010-65264830
印　　刷：北京汇林印务有限公司
经　　销：新华书店
开　　本：850×1168　1/32　印张：6
字　　数：156千字
版　　次：2014年9月第1版　2014年9月第1版第1次印刷
标准书号：ISBN 978-7-117-19300-9/R·19301
定　　价：16.00元
打击盗版举报电话：010-59787491　E-mail：WQ @ pmph.com
（凡属印装质量问题请与本社市场营销中心联系退换）

前　言

　　我之所以要编写这本书，最主要的理由是想给实习护生建立一个寻找声音的入口，一个实习咨询的窗口，一个角色转变与过渡的过程中解疑获释的平台。

　　七年前，我开始做护理实习教学管理工作。七年来，我培训的实习学生已有千余人，在大量繁忙重杂的教学工作中，要回答实习学生提出的各种各样、形形色色、千奇百怪的问题，着实是一件不容易的事情。多年工作的积累学习，促使我提笔记录、探寻、书写一本专门回答护理实习生想要了解，想要知晓的有关实习方面诸多的问题，因此有了这本书——《实习护生300问》。

　　全书共分为二十一个部分，收集了300个问题。内容涉及医院介绍、实习培训、科室环境、住宿饮食、实习考核、工作适应、手册填写、语言交流、实习心理、执业考试、未来规划等众多内容；解答了实习护生在实习前期、实习中期、实习后期有关思想、学习、工作以及个人生活中遇到的一些常见问题，进行了深入浅出、耐心细致、循循善诱的心灵引导，引用了一些经典书籍深邃的妙语以及引发思考的启迪。本书有很强的实用价值和现实意义，它可以帮助实习护生了解实习过程中可能出现的状况，实习中可能会遇到的困难，以及在实习中需尽快了解掌握的护理专业知识和技能，尽早尽快地适应临床护理实习工作。

　　本书在编写过程中，由于作者水平有限，难免有许多不当或错误之处，希望广大实习护生、读者提出宝贵的意见和建议，作者不胜感激。

　　另外，我要感谢我工作了三十余年的解放军总医院第一附属医院对我的培养与教育！感谢历任护理部主任与同事们对我的帮助与支持！感谢我的学生对我的深情与爱戴！

唐中华
2014年7月

目　录

二、了解护理的岗前培训情况

三、了解医院教学的硬件及软件情况

四、实习住宿与实习夜班

五、饮食与习惯

六、实习入科注意事项

七、走好入科第一步

八、适应工作第一步

九、实习手册填写

十、实习出科注意事项

十一、实习期间考核内容

十二、内科与外科的对比

十三、实习生常用的交流语言

十四、情商与学习

十五、专科生与本科生的优势与追求

十六、实习前中后的各种心理活动

十七、实习中的个人情感

十八、如何学习做一名优秀的实习护士

十九、实习结束需要做的事情

二十、参加全国护士执业资格考试的初步准备

二十一、护理职业的未来规划

一、了解医院的情况

❶ 医院的地理位置在哪里？

答：当你决定要填报实习医院的时候，之前要了解这所医院的地理位置在哪里？这个问题对自己，对你的家人是一个很关键的问题。因为，在外地医院实习，就意味着你要离开学校所在地，离开自己的家乡，离开自己的亲人，到一个你所不熟悉的地域，不熟悉的环境，不熟悉的人群中，去完成你的护理实习。此外，南方气候炎热，北方气候寒冷，还需要考虑到身体、环境、生活的习惯和适应问题；还需要有充分的心理准备和一定的物质准备。所以，实习前的你，需要了解清楚实习医院所在的地理位置至关重要。

❷ 医院怎样分级？

答：了解一所医院的等级，对于实习生来说也是非常重要的。因为医院的等级是根据医院的不同技术质量水平、管理水平、设施条件来划分，需按国家卫生行政主管部门的《医院分级管理标准》中的分级标准来确定；按级分为三级（一级、二级、三级），按等分为十等（每级分为甲、乙、丙三等，三级医院增设特等）。以此类推。不言而喻，了解到实习医院的等级，对未来的实习是有意义的。因为，医院的级别不同，注定了医院在医疗技术，护理专业，设施条件等方面的水平也不相同，你所去实习的医院教学的水平也会有一定差别。

❸ 医院的床位数是多少？

答：医院的床位数看似与你的实习无关，实际上是医院的重要信息。按常规判断千张以上床位数的医院，一般应该是一所三级甲等以上的医院。所以了解医院床位数的多少，可以从另一个角度了解判断医院规模的大小，而医院规模的大小与医疗护理教学规模的配套也是相应成比例的。通过这样的了解，你就可以胸中有数的做出一个明智的实习选择。

❹ 医院的环境如何？

答：对一名即将到医院实习的学生来说，很有必要了解医院的环境。环境是一种客观的外部存在，了解环境的目的是为了更好的认识它、感知它、适应它。试想一个脏乱差的环境会给我们的工作、学习、生活带来什么样的结果？一个嘈杂混乱的环境，势必带给我们的一定是伤害和痛苦；一个秩序井然，管理严格的良好环境，会给我们带来一种安全感；一个学术氛围浓厚，教学设备优良的环境，会给我们带来求知与创新的气氛。所以，为了更好地完成实习工作，了解你所要去的实习医院的小环境和医院所在地的大环境，是非常有必要的。

❺ 医院的面积有多大？

答：面积只是一个数学概念，面积的多少，面积的大小，面积的所在价值和升值空间，看似与我们的护理实习关系不大。但是，它们确实存在着相连、相关、相互的联系。医院的面积小，发展的空间就会受限，发展空间受限，病房的床位也会受限，那么实习的人数也会受限，将来护士的需求量也会受限，这只是一个常规的推理，仅供实习生们作为参考。

⑥ 医院的性质是公立？民营？合资？外企？

答：对于实习生来说，了解实习医院的性质是必要的，这和你今后的工作和发展密不可分。第一，目前公立医院在国内占主导地位，大医院近乎都是公立医院，它的地理位置好、资金雄厚、实力强大、人才济济、优势是显而易见的。第二，国家对民营企业给予了许多的优惠政策，民营医院现在的发展势头不可小视，它的规模、需求、发展正处在一个上升的趋势。另外，民营医院有它的灵活性、可适应性、团队凝聚力强等特色，可以使个人的才干得到最大限度的发挥。第三，合资医院与外企医院数量相对较少，要求护士的整体素质比较高，包括身高、仪表等方面。外企医院相对待遇会高一些。但是，流利的外语也是你入围的一个关键环节。充分了解这些情况，对于实习和今后的工作是很有必要的。

⑦ 医院的特色是什么？

答：医院的特色，是指医院在某个方面有它与众不同的特点、亮点、强点。比如说，烧伤治疗、肝病治疗、结核治疗、各种移植手术引领国内国际先进水平，这就是它的特色，这就是它的水平。如果能到这样有特色、有水平、有独到专业的医院实习。那么，你就已经站在了一个高平台的位置上，它会放大你的视野，整合你的思维，历练你的能力，提高你的素质。

⑧ 医院的护士有多少？

答：一般医院护士的人数多少，应该按床护比，医护比进行合理的配给，国家医疗机构有明确的标准和规定。医生与护士的人数之比是 1：2；床位和护士的人数之比是 1：0.4。决定医院护士人数配备的多少，关键的一点，在于一个医院床位数量的多少，床位数多，护士相应配备的人数也多一些，反之。但是，在实际工作中，医院的护士配比往往是小于以上两项规定配比的。一般大医院实施的配比相对符合国家规定的比例，那么护士人数也相对的多一些，在实习结束后，你报考录用的几率也会相对的高一些。所以，了解相关的数字对于实习的选择也是有好处的。

❾ 医院有多少个科室？

答：各医院的科室多则 50~60 个科室，少则几个科室。医院越大，科室的细分越精，甚至一个大的专科可以划分出数个小的专科来。随着人们对医学科学领域的拓展和研究，由粗到细，由浅入深，由表及里的发展和探究是一个必然的过程。科室的多少也预示着学科的前景性，医院科室的多少也同样预示着医院的发展态势。作为一名护理实习生，医院科室的多少，也预示着你未来选择工作机会的一个走势。

❿ 医院的前景如何？

答：医院的前景与每一个医院的员工息息相关，毋庸置疑。医院的前景靠谁来把握？这个问题因人而异，答案不一。最简单的回答是："靠院长！"事实上，简单的回答是一个复杂的推理。医院的前景是靠每一个员工不懈的努力奋进而把握掌控的，院长是航海中的舵手，只有上下团结一致，同心同力，才能力挽狂澜，到达光明的彼岸。了解医院的前景，是实习生弘扬理想，树立自信，坚定走专业之路迈出的第一个蹒跚的脚步。

⓫ 医院的人性化如何？

答：医院的人性化如何，是实习生最关注的一个问题。

所谓人性化是一个人文的、社会的问题；是一个充满哲理争议的问题；也是一个原始与现代纠结的问题。因为人人需要人性的对待；人人需要在一个公平、公正、公开理性的范畴内进行工作、学习和生活；人人都需要在一个自然、合情、合理的法则下，追求一个自身心灵的自由和放飞心灵的尺度。人性化标志着一个医院走向步入文明、进步、大同的阶段。一个实习生，如果能在一个人性化俱佳的医院里实习，结果是可想而知的。

⑫ 医院的学术气氛怎样?

答：判断一个医院学术气氛的浓厚，不仅仅是看文章写的数量多少，而是要看文章的质量水平，要看有无高精尖的优秀人才，更要看学术研究的水准及在国内国际的实力和影响力。当然，文章的数量是基础，数量达到一定的积累，就会演变成为质的变化和浓缩。如果在学术氛围良好的医院里完成你的实习，如果被这股浓郁厚重的学术氛围所包围，如果你再加上一点勤勉的努力。那么，你将会终生受益，终生享用。俗语说的好："近朱者赤，近墨者黑。"

⑬ 医院的文化氛围怎样?

答：任何一所医院，都有它固有的文化传承。几代人一点点的创造，一点点的积淀，一点点的延续，一点点的光大，最后形成了医院自身独有的文化内涵和文化特点。而这种自身文化的魅力恰似一支独放的梅花，香自苦寒，香自精髓，香自无数医护工作者地集体绽放。具体地说，文化氛围的意义不仅仅是唱几支歌，写几个字，拿几个奖，搞几台节目就称之为文化氛围。更多的是要传播大众，影响群体，提高医院整体的文化素质与修养。这样在医院的每一个个体，每一位员工，甚至每一个实习生、进修生都会成为一粒文化的种子，在他们的心灵深处发芽开花，最后结出累累的硕果。

⓴ 医院知名度的高低有何分别？

答：知名度这个词，字义上非常好理解，它代表着一种高度，也代表着一种名誉。医院的知名度代表着医院在社会中的地位，名声和特有的影响力。人人都知道这所医院，人人都来这所医院求医问药，人人都不遗余力地要来这所医院加入工作，这就是知名度的魅力所在。所以，就是要争取到知名度高的医院去实习，就要把握好难得的实习机会，为的是学到真才实学。当然，这不是说不知名的医院就不能去实习。知名与不知名是相对的，不知名的经过不断地净化，努力地自塑，可以转变成知名的。知名的不努力进取也可以转化为无名的，这是个极普通易解的辩证关系，任何事物都是周而复始，相互转化的。到知名度高的医院实习，只是迈出了选择的一小步，更远更长的路还在等待着你。

⓵⓹ 医院护士招收的来源？

答：这是个重要的信息，一般医院很少对外进行公布。更多医院是在每年医院实行的护生中，作为选拔招收护士的主要来源和对象，对这类人数的招收比例相对大一些。也有的医院对外公开招聘护士，会在网上发布信息，这类选拔招收的人数比例相对的会小一些。对于即将结束实习的护理实习生，要充分了解所有公开招聘的信息，便于及时选择应聘。还有一些特例供参考，比如：新建的医院招收护理人员会多一些；科室要扩展的医院人员招收也会多一些。总之，作为一名护理实习生要多关注，多留心各种招聘的信息，将来为自己选择一所满意的医院就业。

⑯ 护士职业基本的准入条件有哪些？

答：护士职业的准入条件，是根据国务院颁发的护士条例来执行落实的。护士条例第一章总则第二条规定："本条例所称护士，是经执业注册取得护士执业证书，依照本条例规定从事护理活动，履行保护生命、减轻痛苦、增进健康职责的卫生技术人员。"条例进一步规范了从事护理行业的人士，必须要通过护士执业注册，取得护士执业证书后，方可从事护理活动。否则，就不能从事护士岗位的工作。准入，通俗的说就是进门的门槛，你通过了这道门槛，就有资格进入门内。护士岗位的准入，实际上是对护理整体行业的提升，是对从事护士职业的群体整体素质的提升，也是一项护理行业用人制度的改革。

目前，各个医院依据国家规定，相应制定了自己医院的准入条件。大致分为：

（1）思想品德类：包括热爱护理专业，无违纪违规现象，获得优秀证书及奖励者。

（2）学习类：包括学历、学习成绩，专业理论考核优秀者。

（3）身体类：包括良好的健康体魄，在体检中各项指标合格者。另外，身高、视力、形象也在招收条件范围内。当然，这些条件均需是在你本人通过国家护士执业资格考试的基础上，这也是最基本的一项准入条件。

⑰ 应聘护士的条件及考核的程序大致有哪些？

答：毕业之后，要去各个医院应聘护士。那么，需要做哪些准备工作，应该了解哪些应聘的条件和知晓哪些应聘的程序呢？各医院都有自己的招收标准和招收考核细则，大致收集如下，仅供应聘者参考。

（1）学历标准：必须携带具有国家颁发承认的护理本科、

大专、中专以上毕业证书。

（2）证件标准：必须携带自己的身份证、毕业证、护士执业资格考试通过证明方可报名。

（3）简历：向所聘医院递交一至二份详细打印的简历表。

（4）本人基本素质优良。

（5）学习成绩良好。

（6）身体健康等标准。

考核程序：

（1）审核信息简历情况，了解考试成绩及实习考核情况。

（2）面试，自我介绍一分钟，考官提问。

（3）进行专业理论考试，记录成绩。

（4）组织护理操作考试，考官给予评分并记录。

（5）通知复试，程序同上。

（6）等候录取通知。

⑱ 医院护士试用期有多长？

答：医院招收护士在签订正式合同前，都会有试用期，一般的试用期时间为3个月。国家颁布的《劳动合同法》第十九条规定：劳动合同期3个月以上不满一年的试用期不得超过一个月；劳动合同期1年以上不满3年的试用期不得超过两个月；3年以上固定期限和无固定期限的劳动合同，试用期不得超过六个月。这与国家规定的试用期是一致的。试用到期后，双方满意，双向选择，达成共同的协议，以签字为准。在此期间，要随时把握好每一个机会，努力学习，努力工作，争取被所在实习医院录用。还要注意的一点是，在签约前一定要看好所签合同书的细则，有问题要及时提出，及时询问，及时商议，以免合同生效后带来不必要的麻烦。

⑲ 医院护士的待遇如何？

答：说到待遇，这是一个大家都很关注的话题。目前在护理行业，在不同城市、不同大小、不同地域的医院收入是无法比拟的。一般以一个刚就业一年资的护士保守的估算：在大城市、大医院工作，如北京、上海等地，收入应在 4000~5000 元左右；在中等城市，中等医院工作收入应在 2000~3000 元左右；在贫困地区的基层卫生院工作收入大约 1000~2000 元左右。这里收入的概念不是指基本工资，是由基本工资、行业补助、夜班费等组合而成。此外，待遇不仅仅是工资收入的体现；医院选送进修、学习的机会，也是一种无形的待遇；参与科研、论文的获奖也是一种待遇。总之，待遇和收入与每一个人息息相关，它直接影响着个人及家庭的生活质量和生活水平。但是，也不能一味地脱离实际，单一地去追求工资待遇，更重要的是如何发挥自己的潜能和特质，去创造人生的财富。

⑳ 你在医院发展的空间有多大？

答：预测你在医院未来的发展，这个空间到底有多大？这是一个不好回答的问题，为什么？因为你必须明白一点，自己的未来一定是靠自己去打拼的，而不是靠家人，不是靠朋友，不是靠医院。要想发展自己的空间，首先要自强自立，给自己制定出一个发展规划，先实现小目标，中目标，再实现大目标。在实现诸多个中小目标之后，离你实现人生中的大目标就不远了。但是，你必须吃苦，必须努力，必须耐得住寂寞。还有，你已经加入了这个团队，已经被绑上了医院这条大船，就要与医院同舟共济。这条船遇到了多少风险？遇到了几次触礁？捕了多少鱼？都是与你息息相关的。为什么？还需要告诉你吗？

㉑ 护生的法律身份是什么？

答：护生是指护理专业的学生，在没有毕业之前，她们的身份是学生，还没有通过护士执业资格考试，未取得护士执业证书，故不能独立进行工作。在医院实习期间，只能在执业护士的指导和监督下为病人实施护理。如果未经带教护士同意准许，擅自为病人进行操作，由此造成病人身体的损害，同样要承担一定的法律责任。因此，护理实习生在进入医院实习的时候，一定要学习相关的法律知识，提高自己的法律意识，做到学法、懂法、用法。

二、了解护理的岗前培训情况

① 医院有无专职的培训机构和人员?

答:在你实习前期,一定要尽可能地了解实习医院对护生的培训情况,了解有没有专职的培训机构和人员。了解这个问题对你今后的实习工作一定会有极大的帮助。如果,你了解到了医院没有专职老师做培训,只是临时负责代培。那么,你就要做出自己的考量。因为实习阶段对于实习生来说是一个重要的实践阶段。同时,护理实习也是医院护理教学的一项重要工作,它担负的任务,是使学生把在学校所学到的理论知识与临床实践相结合;这是一个教育过程的延续;也是对学生所学"三基"知识一个最后的考量。而一个医院有良好的护理专职培训机构和专职培训人员,会按照教学大纲的要求制定出一套系统、完善、可行的临床教学计划,并严格按照计划进行培训、教学、实施、检查,进而达到培养合格护士之目的。

② 实习岗前培训的目的是什么?

答:对于刚刚来到医院的护理实习生,在下科室实习之前,心中都期望着能受到所在医院,一个系统的、正规的、良好的培训。从中获取基础的、专业的、理论的各种护理的知识与技能,成功地迈上科室实习的第一个台阶。这个培训,在医院的各项培训中称之为实习生岗前培训,时间不长。因此,实习生岗前培训的目的在于,通过短期的时间,集中培训即将下科的实习生,使她们能快速掌握护理专业最基础的技术操作;

使她们尽快转变自己的角色；使她们尽早树立职业的信念，不断提升职业的素质，塑造职业的形象，完成由学生到护士的美丽蜕变。

❸ 实习岗前培训的规模怎样？

答：从医院对实习生培训的计划、规模、环节诸方面来看，就可以知晓医院对实习培训工作的重视程度。重视程度决定了培训工作的细化、周密、慎重；培训规模决定了培训工作的资源、设施、投入；而二者的整合又决定了培训工作的高质、高效、高产。结论是：争取到高质、高效、高产，大规模、大投入的医院去完成你的实习任务。

❹ 实习岗前培训的时间有多长？

答：岗前培训时间是一个节点，三天、五天、十天？培训时间是计划中的重要标志之一，试想一群陌生的实习生来到一个陌生的医院，通过三天快速的培训，快速的接收，快速的下科，无异于是填鸭式的教学。这种教学方式只会使学生到了临床懵懵懂懂、晕头转向、不知所措。而经过二周或更长时间的岗前培训，会使学生把在院校所教授的基本理论、基础知识、基本操作技能串联起来，使她们有一个消化、吸收、接受的过程。最重要的一条，是加入一些院训、制度、职业、思品等方面的思想教育内容。使学生逐步树立良好的服务意识，树立以病人为中心的爱伤理念，强化护理工作的使命感和责任感，强化查对制度的重要性和慎独性。可以说，时间给了学生的过渡；时间给了学生操作的熟练；时间给了学生极大的自信。作为医院的教育工作者，为此付出的时间和大量的心血，是一件极有意义的育人之功。

5 **实习岗前培训的内容是什么？**

答：培训内容基本可分五项内容进行。第一项：素质教育培训。涵盖了人文思想、职业道德、专业法律、规章制度等培训内容。第二项：护理专业理论知识考试培训。涵盖了护理专业"三基"（基础理论、基本知识、基本技能）的考试内容。第三项：基础技术操作示范培训。涵盖了具体可行的示范性操作及实习生的实效性练习。第四项：基础技术操作考核培训，验收实习生技术操作培训的效果。第五项：结业总结，下科进入实习工作。

6 **实习岗前培训的标准有哪些？**

答：每一个医院对于实习生的岗前培训都会制定一定的标准。标准是一个衡量培训质量的尺码，就像量体裁衣一样，袖长是 30cm，就要按这个长度去做，长了不行，短了也不行，30cm 就是袖长的标准，培训标准也是这样制定的。知道了什么是标准的概念，那么，医院对实习生的培训标准又是什么呢？

（1）进行思品教育、纪律教育、作风要求。使每一个实习生在思想上树立严谨求实的理念，严格要求的作风，严肃认真的态度。

（2）介绍院内环境、人员结构、科室位置。使每一个实习生尽快了解、熟悉医院各个科室的情况，尽早适应医院科室的环境，尽职尽责地投入到实习工作之中。

（3）进行全面系统的各项规章制度的教育。使每一个实习生及早了解医院的各项医疗护理规章制度，并做到身体力行，严格执行。

（4）进行规范的基础护理操作示教。组织优秀护士，技术标兵为实习生进行专业的技术操作示范。使每一个实习生多次重复地练习，掌握重点技术要领的规范动作。总之，使实习生在短暂的岗前培训的阶段内，在思想、工作、学习、生活等各个方面达到：从不知到所知，从不会到必会，从陌生到熟悉，从变化到转折的既定事实。成为一个让学校、老师、家长放心的准标的实习生。

❼ 实习岗前培训的计划是什么？

答：计划是岗前培训的主体，是引导培训有序进行的一条主线。如果没有一个良好的计划，每一项的培训步骤就无法进行实施。所以说，培训是目的，计划是主体，实施是行动，这些环节必须丝丝相连，环环相扣。否则，计划就是一个空而无用的摆设，就是一个华而不实的另类，就是一个画饼充饥的梦想。一个良好的岗前培训计划，应该具备全面、规范、细致、标准，更具有可操作性。同时，一个良好的培训计划也是检验一所医院教学实习质量优良与否的试金石。

❽ 实习岗前培训的考核内容有哪些？

答：考核是检验培训效果的一个重要手段。通过对实习生在培训期间地授课、学习、操作等方面的情况，进行考核测试。考核内容无外乎是笔试、操作考试两项内容。但是，笔试、操作具体考哪些内容，各医院没有统一的标准和要求。但是，共性的东西、重点掌握的内容、技术操作的要点应该是大同小异的。所以，实习生要想通过岗前培训的考核，唯一的一条就是认真听讲、勤学好问、刻苦操练。只有这样，才能以优异的成绩顺利通过考核。

❾ 实习岗前培训的效果如何？

答：效果就是对实习生岗前培训检验，最后的一个客观评价。这个评价不仅仅是一个单一数字地打分，评价是老师对学生专业学习的一种认可；评价是考官对考生技术掌握与否的一种判评；评价是促进教学相长的一种动力；评价还可以是考生对自我逐渐认识的一个过程。所以，作为新来的实习学生，要正确认识岗前培训的评价效果及考核的成绩，不要计较几分几厘的得失，更重要的是从中找出自己与别人的差距，找出自己落差的问题，找出自己失误的原因。这样才是最有价值的效果，才是我们追求最大效果的意义所在。

❿ 实习培训人员的资质如何？

答：医院对实习生的培训均由护理部负责领导组织，教师由专职教师和临床科室教师一起组成。对实习生的示范、考核由护理部、专职教师、临床教师共同进行。培训教师的资质一般为研究生、本科、大专学历以上的主管护师和护师，负责对实习生进行基础护理技术示范的培训及操作练习培训指导。同时，还配有高级职称以上的护理专家、护士长为实习生进行专业的授课及讲座。她们都是临床选拔出来的优秀教师，具有丰富的临床教学经验和教学实力。作为实习生，如果了解到你所要实习的医院有着这样雄厚实力的教学培训机构和培训教师的话，你应该感到宽慰和庆幸。因为，你未来的实习已经夯实了一半的基础。

三、了解医院教学的硬件及软件情况

❶ 护理教学的水平如何?

答:教学,就是一种相互依存的关系,没有学,也无所谓教,反之,没有教也无所谓学。护理教学水平的高低,对广大的实习生来说是至关重要的。学子们希望自己所去的实习医院一定是教学优质、师资优秀、水平高超、设施齐全的医院。希望通过实习学到真才实学。衡量教学水平的高低,不但有硬件的衡量标准,更多的是软实力的体现。硬件的东西今天可以没有,明天可能就会有,后天更会有。而教学的主体之一就是教师,可以说,一个好的教师会使学生终生受益。如何提高教师自身的水平,是衡量各医院护理教学水平高低的关键点。加强对护理教师队伍培训的力度,加大对护理教师队伍培养的投资,加快对护理教师梯队培养的步伐,是提高护理师资水平的当务之急。教学水平的高低还体现在教出的学生是否质量上乘,医院认可,病人欢迎,就业率高。仅拿就业这一项来说,实习生在毕业之后能被三甲医院考核录用90%以上,那么,这所医院的教学水平就已经是很高了。

❷ 护理的教学模具有哪些?

答:护理操作需要为实习生做规范的示教动作,需要在模型教具上进行演示。因此,模型教具是护理示教必不可少的硬件之一。一般常用的护理教具模型有哪些呢?大致分为非智能型和智能型两种。非智能型模具包括供静脉输液的手臂模型,供肌内注射的臀部模型，供导尿专用会阴部模型，供吸氧练习的壁式吸氧模型，供吸痰用的电动吸痰器等等。智能型模具是一种更高级的、电动的、智能的、可以模仿真人的教学模具。因为它的造价较高，少则几万元，多则几十万元。一般用来练习心肺复苏的专项操作，它可以通过报警系统识别操作的对与错，定位的准确与不准确。

❸ 护理示教室的硬件有哪些？

答：一所具有教学能力的医院，应该有专业标准的护理示教室，使实习生有一个宽敞明亮、教具先进、设施齐全的优美环境。这样才能使她们安心学习、练习技能、通过考核，成为国家的有用之材，成为新一代的合格护士。那么一个理想的护理示教室应该具备什么样的硬件呢？首先应该能容纳200~300人上课的空间面积，座椅设计应该是阶梯型，附带可折叠小课桌。其次应该有教学床位10张左右；有各种基础教学器材；有各种教学模型；有齐全的音响设施；有明亮的灯光照明设备；有录放视频系统；有人机一体的考试电脑。总之，要想把护理示教室建设成一流的专业教学基地，实现全方位的现代化教学模式，培养优秀的护理人才，是护理界共同努力的一个方向。

❹ 有无基础护理技术教学软件？

答：基础护理技术最常用的有十五项操作，近几年一些教科书和护理教材不断有新的补充和发展，比如加入了心肺复苏、背部护理、健康评估等基础护理技术。随着计算机的发展和广泛应用，电化式教学已经成为一种主流教学。以往手把手，一人示范，百人观摩的教学方法已然不适用于现在快节奏的教学方式了。因此，许多医院也在不断改进传统的教学方式，把各项护理技术操作进行了摄影和录像，做成示范的教学软件。这种利用多媒体的教学改进，使广大的护理实习生受益匪浅。护理技术中的每一项操作，每一个步骤，每一个环节都清晰可见，一目了然，这大大提高了实习学生的理解力和实践力。同时，也提高了培训速度，缩短了培训时间，达到了培训效果。因此，护理教学软件的编辑、创新、发展成为教学培训中很重要的一项硬性指标。

❺ 为实习生授课的次数是多少？

答：实习的总体时间为八个月。一般医院每周一次集中大讲课，按一个月四次计算，八个月授课总数应该是三十二次授课。而临床科室讲课为每周一次至两次。加在一起为实习学生授课次数应该为七十次左右；授课时数平均按两个小时计算，应该为一百四十个授课学时。这样的授课次数和授课学时，为实习生提供了固定的学习时间和良好的学习氛围，为实习生在基础知识和专业理论方面打下了坚实的基础，也为他们今后的发展，提供了优越的学习时间和学习条件。

❻ 医院有没有图书馆？

答：关于这个话题，相信大多数的实习生希望医院应该有一所环境良好，安静优雅，宽敞明亮的图书馆。因为书是我们一生中最宝贵的东西，书是传播智慧的种子，书是人类灵魂的工程师，书是我们终生不可缺少的良师益友。虽然在当今，网络的视觉冲击着实体的书籍、杂志、报刊。但是，还是不能替代纸质的墨香给人们带来的那种心灵的享受与静心的思考，不能替代实体的书香散发出来的那种难忘诱人的味道，不能替代我们翻阅扉页那种手的触感，不能替代我们耳朵能听到的那种纸与纸碰撞发出的质感，也不能替代我们翻看古老的印刷术给我们带来的那种视觉的魅力感。所以，医院有没有图书馆也是关系到实习学生回归、静思、思考、启迪心灵的一个可去之处，也关系到实习生能不能有一个学习知识、复习功课、查阅资料的学习之地。

❼ 实习有没有专职的心理老师？

答：如果一个医院能为广大的实习生配备一名专职的心理老师，那么这所医院的教学工作就近乎完美了。在大医院实习的学生多达 400~500 人之多，少则 100~200 人。对于这些刚刚走出校门的学子们，在实习中会遇到许多这样或那样的心理问题。这些问题需要亟待的解决，如果不及时的对她们进行心理疏导，不及时的对她们进行心理干涉，就会酿成一些不良事件。如果发生了不良事件，就是一个安全的问题，我们常说，安全无小事。所以，一所医院如果能配备一名专职的心理老师为实习生们排忧解难，那么学生会静心，家长会宽心，学校会放心，医院更会安心。

❽ 护理实习的时间有多长？

答：国务院通过的《护士条例》于 2008 年 5 月 12 日起开始实施执行。条例第二章第二款明文规定：要求普通全日制 3 年以上的护理专业须在教学、综合医院完成 8 个月以上的护理临床实习，并取得相应学历证书。通常，一般医院都能按国家规定如期完成实习教学工作，但是，由于各实习学校安排到医院实习的时间各不相同，医院从整体统一管理的角度来说，实习的时间可能会延迟一些，少则半月，多则会一个月不等。

❾ 实习轮转总共有几个科室？

答：对于每一个怀揣梦想，来到医院实习的实习生来说，在心中总有一种期盼与追逐，希望能分到一个理想的科室去实习。接踵而来，还会提出能到几个科室去实习的问题，如果按最短实习时间八个月为例，按每个科室轮转四周来计算，可以轮转八个科室，甚至更多一些。按有关教学实习大纲所轮转的科室分别为：内科、外科、妇科产科、儿科、急诊室、手术室、监护室、五官科。各医院在安排实习轮转科室时，会尽可能地安排好每一个实习生的轮转实习，但也很难达到每一个人的要求，需要大家互相理解，互相帮助，共同完成教学实习任务。

❿ 什么时候可以独立工作？

答：独立工作是每一个实习生最期望的事情，那不仅是代表科室对你工作的一种认可，更是心灵的一种放飞，而这需要很长的一段时期，从实习开始到实习结束，从资格考试到毕业典礼，再到通过试用期，大约有一年多的时间。在此期间，你经历了以前从来没有经历过的事情，你思想的深处发生了很大的变化，你心灵的情感产生了爱的源泉。你参与了大大小小的生命抢救，你看到了生与死的边缘，你学会了各种各样的护理技术与护理知识，你通过了进入行业的准入资格，你的羽翼已日渐丰满，你就可以独立地飞翔啦！

四、实习住宿与实习夜班

❶ 实习住宿几人一个宿舍？

答：来医院实习的学生，住宿是一件大事情。从马斯洛的需要层次论来说，一个人的需求包括，吃、穿、用、住，这也是我们人类生存最基本的条件。而"住"可能更使人有一种归属感和安全感，唐朝大诗人杜甫曾经写下一首诗名为《茅屋为秋风所破歌》："安得广厦千万间，大庇天下寒士俱欢颜。"诗人用宽广的胸怀述说自己美好的心愿，愿天下所有贫寒的读书人开颜欢笑，住上能挡风避雨的大房子。可见住房对古人，对我们现代的人都是一件多么重要的事情。目前，大多数医院的住房是比较紧张的，一般情况下实习生的住宿是 6~10 人一间住房，有些医院由于住房困难，院内很难安排实习生的住宿。

❷ 实习住宿的环境如何？

答：谁都希望有一个良好的住宿环境，那么，不良的环境会对人体有什么不良的影响呢？

（1）空气的流通与健康有着直接的影响。宿舍一定要有窗户。

（2）阳光是人类不可缺少的东西，住宿的明亮与房间的采光度有着很大的关系。

（3）居室的温湿度，夏季 24~26℃最为理想；冬季 16~18℃最为合适；湿度控制在 30%~70% 最为适宜。

（4）安静更是重要的环境之一，因为噪音是一种公害，在持续 70 分贝的噪音环境里，人的熟睡程度会明显减低。而在 80 分贝的噪音刺激下，会使人头痛、头晕、失眠、记忆力减退。

（5）恶臭的环境会对人体健康有所损害。离化粪池过近，厕所的返味溢出，都可以造成恶臭的气味。所以，住宿的环境对实习的顺利与否有着间接的影响。

❸ 实习住宿的安全情况如何？

答：如何保障实习生住宿的安全，是医院护理教学工作的一项重要任务。各医院护理部领导都很重视这项工作，制定了相关的各项规章制度和管理规定，采取了积极有效的管理措施。拿笔者所在的医院为例：实习生宿舍设有专人管理；专人打扫宿舍卫生；专人登记询问来人；带教老师定时检查宿舍卫生情况及水电火等安全情况，每周小结，每月评比，定时奖励；还建立了一整套实习生自我管理的自查方法：每晚宿舍长对每一个实习生的在位情况进行登记，检查夜间在位率并统一汇总报告。各种安全措施的到位，有效地保障了住宿的安全性，使实习生得以安心实习，全力投入到实习工作之中。

❹ 实习宿舍有无专人管理？

答：实习生的宿舍如果设专人管理，说明医院对于实习生的住宿生活管理严格到位，相对住宿的安全系数会更高。只是，各个医院实习生的住宿情况各不相同，很难统一要求。所以，通过不同的信息途径了解实习医院的住宿和住宿管理情况，有助于消除一些个人不必要的担心和后顾之忧。同时，也是对实习医院人性化一个侧面的了解，可以更加安全放心地去完成自己的实习。

❺ 在宿舍生病了怎么办?

答:实习生身体状况时常会发生一些问题,这也不奇怪,人吃五谷杂粮,总会生病。如果在宿舍,在夜间生病了怎么办?看似简单的问题,对于实习期毫无经验的学生来说,需要指点生活中的一二。因为,一旦生病,学生会产生紧张害怕和无助的心态,特别是在夜间生病的时候她们还会强忍,怕影响其他同学的休息,最后导致病情的发展和延误。那么,正确的办法是什么?首先要报告宿舍长,陪同立刻去看病就医。如果发生了重大疾病需要紧急手术,应立即报告负责老师和护理部及所在学校,视情况,作统一协商处理。

❻ 如何与同宿舍的同学相处好?

答:同学们从不同的地方、不同的学校、不同的班级来到同一所医院实习。能够同住一个宿舍,同睡一间房屋,同用一张书桌,是一种难得的缘分。每个人应该十分珍惜这种缘分,珍惜这种相伴,和平相处,互相帮助,促进友谊。更具体更通俗一点地说,下夜班帮她打打饭;生病了带她看看病;遇到不顺心的事情和她聊聊天;工作出了问题给她找找错。总之,在思想上多团结同学,在工作上多帮助同学,在生活上多关心同学,这样一定会和同学相处和谐,生出情感,结下友谊。

❼ 在宿舍休息的时间做些什么?

答:休息时间对每一个实习生来说是非常宝贵的,近八至十个月的实习时间,休息日会有 60 多天,这个时间占整个实习总时间的四分之一,还不算节假日。如果你是一个有计划、有理想、有抱负的实习生,那么你就应该充分利用好这段宝贵而又不连贯的时间。鲁迅先生曾经说过:"时间就像海绵里的水，只要愿挤，总还是有的。"；"哪里有天才，我只不过是把别人喝咖啡的时间都用在工作上了。"水滴石穿，非一日之功，说的也是这个道理。具体的解释，当你的身体累了的时候，那就要休息；当你有精力的时候，就要去学习，学习可以到图书馆去读书、查阅资料、写文章心得，也可以到科室参加护理实践；当你需要放松心情的时候，那就到大自然中去走一走，吸收一下自然的精华，陶冶一下人生的情操。

❽ 大夜班的工作时间是几点到几点？

答：各医院夜班工作的时间基本上大同小异。夜班工作时间的依据与定位，有如下几种因素：

（1）有医院以往传统的痕迹，从建院开始就是这样做的。

（2）根据国家规定的八小时工作制进行划分，医护人员通常实行 24 小时三班制或二班制。

（3）根据天干地支的历法划分。

（4）根据医院医疗护理工作的特殊性划分。所以大小夜班具体的工作时间，应按实习医院的夜班规定来执行。一般医院常见夜班时间举例：大夜班上班的时间是夜间 1：00—8：00，也就是夜间的一点钟至早晨的八点钟。

❾ 小夜班的工作时间是几点到几点？

答：一般医院小夜班上班的时间为 18：00—1：00 钟，也就是傍晚六点钟至夜间的一点钟为上班时间。刚刚到科室上夜班的实习生由于不适应夜班的工作时间，会忘记起床或发生迟到现象。在这里提示大家要学会白天休息，学会手机铃声的定点呼叫，还要学会适应夜班的工作。

⑩ 上夜班为什么要补充睡眠?

答:人类为了适应大自然各种复杂的环境,在千百万年地进化过程中,形成了白天狩猎、谋生、劳作;晚上睡觉、养气、生息的生活方式。护理工作由于职业的特殊性,需要日日夜夜地看护和照顾病人,所以,要上大量的夜班。对于刚进入这个行业的实习学生,还不能适应夜班这项工作,会出现白天睡不着,晚上没精神的状况。那么如何克服这种情况?首先需要知道一个职业的道理,休息好,是为了更好的为病人服务。为了病人早日康复,就要补充睡眠,养足精神。其次,营造一个暗效应的睡眠环境,在宿舍拉好窗帘,遮住阳光,利于睡眠。其三不要喝容易引起精神兴奋的饮料,如:茶、咖啡类的饮品,同时不要做过度兴奋的事情,才可以很快地进入睡眠状态。其四保持宿舍安静,减少噪音,不要打扰上夜班的同学。只有在白天养足了精气神,那么在夜间的工作中,才能精神百倍地投入到工作中去,这就是夜班要补充睡眠的意义。

⑪ 科室的夜班室是用来做什么的?

答:医院的每一个科室都配有医生夜班室和护士夜班室,夜班室顾名思义是用来晚间值班人员休息睡觉的地方。作为初次下科的实习生,第一次上夜班,第一次在夜班室休息,总会有一点紧张、新鲜和不适,心中装着许多的疑问和不解。包括穿什么衣服睡觉?睡在哪张床上?大夜班几点起床接班?如何能按时起床等问题。其实,这些问题在你跟随老师实践了一遍之后,一切问题都会迎刃而解。但是,要记住二条无规之规:上夜班一定要到夜班室休息,夜班室不止是休息的地方,同时也是值班的岗位。在睡觉的同时随时肩负着抢救病人的任务与责任。

⑫ 如何整理夜班室？

答：实习开始，许多同学会遇到被分配整理夜班室的工作，如何清洁整理好夜班室，这个表面看似简单的工作，在实践中做好它，也是一件不容易的事情，为方便实习学生，大致有一个整理的程序：第一要开窗通风达到半小时以上；第二是整理床铺，床单整洁，四角抻紧，被子整齐，枕头有形；第三桌面清洁，椅子到位；第四是地面拖干湿扫，无飞尘；第五窗台、门框无塔灰；第六床栏、床下清扫无遗漏；第七垃圾筐及时清倒，无异味；第八洗手间无杂物存放。

因为夜班室的清洁是保证护士良好睡眠的重要条件之一，保证了良好的睡眠，就保证了夜班精力充沛，从而也保证了护理工作的安全与质量。所以，我们的实习先从整理夜班室开始。

⑬ 上夜班如何能按时起床接班？

答：进入临床实习，好多的实习生心中会有一个困惑的小问题，那就是，如果上夜班起不来怎么办？其实这个问题很简单。大夜班在夜班室睡觉，到了接班的时间，一般上小夜班的护士会及时叫醒你。叫醒的方法有三种：一是敲门叫醒；二是呼叫器醒；三是床边叫醒你。所以说，你不必过于操心大夜班能不能按时起床接班。而小夜班要保证自己按时到医院交接班，就需要用闹钟、手机铃声或请家人来唤醒自己了。因为，小夜班是在家里或宿舍里睡眠休息。

⑭ 如何叫醒大夜班护士接班？

答：在上一个问题中叙述过大夜班被叫醒的三种常用方法。那么，小夜班又是如何呼叫大夜班接班的呢？在临床实习生会常常遇到这个问题，特别是第一次，会显得束手无策，不知所措。那么，告诉你一个叫醒的小技巧。首先，你要了解上大夜班的老师、同事是哪一个；其次，在她睡觉之前和她打个招呼，说一声："老师，你安心休息，到时我会叫醒你的。"这样双方心中都会有一个默契，你自己也消除了紧张。之后，到了交接班的时间，你先采用敲门的方法叫醒，如果她们睡得过熟，没有起来，你再轻轻的开门，到床边轻轻地呼叫一声："老师，接班了。"这样做，既不会自己感到唐突，也不会惊到老师和自己的同学。那么，此次叫醒就成功了。

⑮ 小夜班的工作程序有哪些?

答：医院护士夜班的工作都有相应的工作程序，拿笔者所在医院外科小夜班的工作程序为例，供实习生参考为鉴。

小夜班工作程序如下：

17：00–17：40 清点毒麻柜药品、病历、公务用品；与各组责任护士到护士站交班（包括流动统计、护理记录、护理记录督导本、交事本、医嘱本等）；在治疗室核对未执行液体；床头交接班督导探视人员离开病房。

17：40–18：30 完成危重及当日手术病人护理记录，按要求观察病情变化并记录生命体征；按等级护理巡视病房，观察住院病人病情变化；随时准备更换液体，接手术病人。

18：30–19：30 测 4/ 日体温、2/ 日血压或 4/ 日血压，录入 PDA 并上传。

19：30–20：00 核对当日长期、临时、临检医嘱；核对次日口服、输液、注射等治疗；检查次日手术病人病历及术前针，悬挂禁食、禁水标识及次日手术病人灌肠情况。

20：30–21：00 发晚间口服药；复测体温，录入 PDA 并上传；测 21：00 血糖并输入电脑；执行晚间输液，注射，小治疗；完成晚间护理。

21：00-22：00 PDA 扫码查房，关闭病房日灯、电视，嘱病人休息；整理办公区卫生；关闭电梯厅灯，检查电梯外是否有人滞留，必要时请保安上楼协助清理闲杂人员。

22：00-00：00 核对次日血标本信息是否正确，检查护理数据记录输入是否正确；完善护理记录。

0：00-00：30 开启换药室及治疗室紫外线灯并登记，测6/日体温，零点后停止次日手术病人长期医嘱。

0：30-1：00 执行 1：00 治疗；清点体温计；打印需交班的护理记录；与大夜班交接班后下班。

⑯ 大夜班的工作程序有哪些？

答：医院护士上大夜班也有相应的工作程序，内容、时间也是很具体详细，举例。

大夜班工作程序如下：

1：00-1：40 清点毒麻柜、公务及病历；与小夜护士站交班；核对未执行医嘱，手术病人新开医嘱；治疗室交接未执行液体；与小夜班进行床旁交接。

2：00-2：30 测 2：00 血糖。

2：30-2：50 完成危重及当日手术病人护理记录，按要求观察病情并记录生命体征，按等级护理巡视病房（使用PDA 进行夜间巡房并上传），观察各住院病人病情变化。

2：50-3：50 核对当日长期及临时医嘱；对次日口服、输液、注射等治疗进行核对；查对次日血标本信息是否正确；测6/日体温。

3：50-5：30 按等级护理巡视病房，观察病人病情，完成护理记录；开启换药室及治疗室紫外线灯并登记。

5：30-7：00 完成治疗工作（包括：抽血、测体温、血压、血糖等）；清倒引流，并将引流量及各项数据按要求记录（录入电脑、PDA 并上传）。

7：00–7：30 发晨间口服药，执行晨间胰岛素注射（餐前针）；接到手术通知后注射术前针；与手术室人员核对手术病人身份；协助、检查病人尿、便、痰标本采集情况。

7：30–7：50 统计出入量，打印护理记录，整理办公区卫生（会议室、医生办、护士站）。

8：00 交班，之后下班。

⑰ 夜班最困的时候有什么办法解困？

答：对于一个护士来说，上夜班最大的一个问题就是容易犯困，特别是在午夜时分。对于刚刚进入这个行业的实习生来说，也会遇到同样的问题。在临床工作中如何应对这个实际的问题呢？有没有好的办法解困呢？笔者收集了一些经验，可以试行操作。

首先在白天要保证充足的睡眠；其次做做脸部拍打和穴位的揉搓；再其次可以用凉水洗脸；还有就是站起来活动舒展一下自己的肢体。经过这样一番自我调节，你的困意会很快的被赶走。但是，最重要的一条是责任重于一切，有了这一条，你的困意会立刻消失的无影无踪。

⑱ 夜班为什么不能看小说杂志？

答：这个问题不需要分辨，回答也是肯定的，"不能"。为什么？道理显而易见。但是，在临床工作中时有发生。原因有多种：

（1）夜班难熬，用来消磨时间；

（2）小说有吸引力，可以消除困倦；

（3）利用夜班充实自己的知识。

但是，上夜班，看小说杂志，很容易入迷，最根本的一点，会耽误对病人的病情观察，漏掉病人的治疗时间，贻误病人的抢救时机，最终酿成无法弥补的错误。

综上所述，不管是什么原因，作为刚刚进入科室的实习学生都应该明白以下的道理：无论夜班还是白班，无论有人监督还是没人监督，无论自觉还是不自觉，上班时间你所做的一切事情的出发点，都应该是为了病人，为了工作，为了责任，而不是为了自己。

⑲ 护理部夜查房是怎么回事？

答：各医院护理部都有夜查房的工作制度，这也是对夜班护理工作的一项监督和检查。目的是为了提高夜班护理工作的质量和护理水平，加强对夜间工作的护理人员的工作指导，及时发现夜班护理工作中存在的问题，利于纠偏，利于问题的快速解决。同时，是一条拓宽护理工作的重要路径，是一项夜班质量控制的必要手段，更是一项提升护理整体建设的方法。

那么作为实习生如何应对护理部的夜查房？最基本的要对你病区病人的总人数、入院人数、出院人数、病重人数、病危抢救人数了如指掌。还要清楚地知道危重病人的姓名、床号、年龄、性别、诊断、病情、护理、治疗。同时知道夜班各项护理的工作内容、工作程序、工作制度。这需要你储备大量的工作记忆，还有刻苦的践行、超常的发挥及完美的口才才能回答准确。在这里，引用了一句经典的话："前途是光明的，道路是曲折的。"

⑳ 如何调整我们的睡眠？

答：作为护士，上夜班是职业的特点，工作的需要，不争的事实。那么，睡眠是不是可以调理？如何才能睡得踏实？睡得香甜？这也是科学家追踪的一项命题，也是普通人现实中的梦想，更是护理人要找寻的答案。

首先，我们要了解一个问题，人为什么要睡觉？睡眠是人最普通的一种生理现象；是机体储备能量，促进生长发育的一个代谢过程；也是解读大脑健康，缓解疲劳的一个身体密码。其次，要想睡得好，就要养成良好的睡眠习惯，固定的睡眠节奏，有利的睡眠条件。睡眠习惯包含：睡前不喝茶，睡前烫烫脚，睡觉右卧位，早睡早起等利于健康的好习惯。睡眠节奏包含：固定的上床时间，固定的睡眠时间，固定的起床时间，形成自己独特的睡眠节奏。睡眠条件包含：无光、无声、无欲、达到舒缓放松的身体条件和外在的条件。

如果我们养成了规律的睡眠习惯，形成了自己的睡眠节奏，又营造了良好的睡眠条件。结果我们就会有一个健康、踏实、香甜没有丢失的睡眠。

五、饮食与习惯

❶ 南方、北方饮食有什么差异?

答：民以食为天，饮食是一个大的话题。由于实习生上学在不同的地方，实习的医院在不同的城市，各自有着不同的籍贯，这三种不同的情况，就决定了你会在不同的地方，不同的城市穿插生活着。变化最大的是从南方到北方来实习的学生，是一个跨度很大的变化，适应起来是很不容易的。人的基本生存条件首先是吃与住的问题，这两项问题解决了，其他问题也就迎刃而解了。南北方的饮食有着很大的差异，从主食来说：南方以米为主，北方以面为主。从蔬菜水果来说：南方蔬菜水果品种多且新鲜，北方相对少一些。从调味来说：南方口味偏辣偏甜，北方口味偏咸偏重。从烹饪花样来说：南方烹饪特点菜精量少，花样新颖，北方烹饪特点菜多量大，不失气度。以上，只是简单的一个概括，目的是使广大的实习生对南北方的饮食文化有一个大致的了解，便于她们更快地适应当地生活、饮食及居住环境。适时地调整自己的心态，消除身体的不适，自然而然顺应新的实习生活的开始。

❷ 吃早餐有多重要?

答：俗语说的好："早上吃得好，中午吃得饱，晚上吃得少。"为什么重点要讲吃早餐的重要性？这与护士的职业特点有所关联。在临床工作中，护士经常上大小夜班，由于早晨人少工作繁忙，往往会忽视吃早餐，进而引发低血糖，出现晕厥的现象。而晕厥带来的后果又是不可预测的。比如：晕倒后轻者磕破头皮，重者会引发脑出血或骨折。所以，对于刚刚实习的学生，更要加强这方面的宣传与教育，以免出现不必要的不测。正常人体的生长发育需要吸收大量的营养物质，其中主要的营养素有：碳水化合物、脂肪、蛋白质、维生素、无机盐和水。这些营养物质需要我们人体吃进去之后，经过胃肠道的消化吸收，才能补充到身体当中。早餐是一天之中最重要的一餐，要吃鸡蛋、要喝牛奶、要吃主食，要荤素搭配。只有这样，才能吃出健康，维持血糖的正常水平，保障充沛的精力投入到工作中去。所以，请你千万别忘记吃早餐。

❸ 为什么夏季吃凉拌菜要注意饮食卫生？

答：实习的过程，会经历炎热的夏季和寒冷的冬季，这两个季节如果不注意身体的保健就会生病，甚至会住院治疗，当然，也会影响你的实习。夏季由于天气炎热温度过高，人们的胃口食欲欠佳，易贪凉，喜食生冷性食物，比如：凉拌菜、冷饮、冰镇食品。如果吃了不干净的蔬菜水果及凉拌菜，就会造成恶心呕吐，腹痛腹泻，会对身体产生不良的影响，同时也会影响到正常的上班。所以，在进食凉拌菜时一定注意饮食卫生，要把握好以下几点：

（1）到卫生条件好的餐厅进食。

（2）吃凉拌菜要加一点蒜，大蒜素是很好的杀菌剂。

（3）尽量控制自己，少吃一些凉拌菜。

④ 为什么说腹泻不可小视?

答:老百姓常把腹泻、肠炎说成"拉肚子"这种生活性的语言非常的形象逼真,通俗易懂。作为学医的人,要用医学术语来描述疾病的发生、发展、症状、体征。夏季的气温高,食物容易发生腐败变质,吃了这些变质的食物可以引起急性胃肠炎。它的症状如下:恶心、呕吐、腹痛、腹泻,最典型的是水样便,还会伴有不同程度的发热及全身不适。腹泻严重者可以出现脱水,甚至休克。许多实习生往往不重视腹泻这样的症状,认为是小病,没什么大不了,拖延看病,最后导致虚脱晕厥。所以提示大家,腹泻不可小视,发生上述情况,一定要速去看病就医。

⑤ 护士的饮食要注意哪些?

答:对于职业饮食这个问题,国内研究不多,国外有许多对各行业人员饮食的研究。但都是一些重要的行业,比如:航天航空人员的饮食;深海潜水人员的饮食;还有各类病人的膳食。那么作为护理人员,也应该研究一个合理的标准饮食。因为,这个职业是一个救死扶伤崇高的职业,这个职业对于护理工作者的礼仪礼节,服务尺度要求值是很高的。因此,作为一名标准合格的护士,在上班的时间内尽量不吃辛辣的、易散发异味的蔬菜水果,如:洋葱、萝卜、韭菜、榴莲;不吃有异味的调味品:葱、蒜、辣椒、臭豆腐等。不食或少食的原因如下:一是食后会有不良的口气,给病人带来不适;二是调味品有强烈的刺激性,多吃会麻痹消化腺,使唾液、胃肠液分泌减少,不利于消化吸收。但是,由于护士的工作很辛苦,经常要倒夜班,又不能忽视合理的营养饮食。所以,一日三餐还要多进食一些高热量、高蛋白、高营养、高维生素，易消化、易吸收的优质食品，比如：主食要多吃一些粗粮，五谷杂粮混合吃比单一食用的要好。多吃新鲜的蔬菜水果，含维生素较高。多吃黄豆和豆制品，含蛋白丰富。还要多吃新鲜的鱼、肉、蛋禽类的东西。总之，护士的饮食选择，除去要考虑食物的营养之外，还要根据身体状况、生理状况、季节、年龄等多方面的因素进行不同的选择。比如夏季要多选能增进食欲的食物，冬季应该选取多进一些脂肪类的食物，以保持充沛的精力和体力。

❻ 上中班吃饭的时间有多长？

答：中午班也叫连班，因为工作的需要，病人的需求，中午要连续上班。此班也是 8 小时工作制，由早 8 点工作至下午 16 点钟下班，中午 11 点 30 分可以去吃饭，12 点钟接班。通常情况下只有 30 分钟的吃饭时间，这个时间不短也不长。所以，上连班的护士吃饭速度要快，还要吃好饭，这就需要合理安排，精准计算，节约时间才能办到。

例：11：30 去吃饭，来回路程 10 分钟，买饭、吃饭时间为 20 分钟，12 点接班，总计时间 30 分钟。合理的分配好时间，就可以坦然的把饭吃得又好又快。这样做既不会引起胃肠不适，又不会耽误上班，你不妨试一试。

❼ 夜班的夜餐几点送？

答：护士的夜班饭是挺神秘，因为它打破了人类正常的进食时间和进食规律。因此，作为第一次上夜班的实习生，会遇到什么时间吃夜班饭？如何吃？在哪吃？这类好奇有趣而又不知所措的现实问题。随着社会的不断发展，物质的不断丰富，医院夜班饭也配置的是品种多样，营养合理。由专门的配餐公司定时定点的送到科室，供夜班人员挑选进餐。一般送餐时间是夜间 0 点至 1 点钟，也就是夜间 12：00~1：00。另外，上夜班，医院是有夜班补助费的，具体费用各医院不等。夜班就餐地点，一般在护士站完成。因为，护士要随时监测病人的病情变化，不能离开自己的工作岗位，吃夜餐也是一样的。在临床，常常会发生护士刚刚吃了一口饭，病人就有了病情变化，护士会立即进入病房抢救处理。所以，能吃好夜餐也是一件不容易的事情。那么怎样既能吃好夜餐，又不耽误病人的病情观察呢？一条总结出来的顺口溜供你参考："饭前先把病房查，发现问题早处理，重病情况记心间，忙里偷闲吃夜餐。"

❽ 吃夜餐的意义是什么？

答：我们不仅要吃好夜餐，更要认识到吃好夜餐的意义。临床有许多的年轻护士，很忽视这个问题，经常不吃夜餐，不注意营养搭配，甚至自己凑合。殊不知，久而久之这样做的结果，会使身体素质直线下降，继而产生疲乏无力、头晕不适、注意力不集中、记忆力减退等现象。我们要阐述的是，吃夜餐不仅仅是为了满足个体生理的需求，不仅仅是单纯的补充身体的能量，也不仅仅是例行公事。而是要把它提升到一个与工作质量相匹配的高度，要把它看成是护理工作中一个不可忽视的环节，要把它看做是护理过程的一个组成部分。为什么要这样说，原因很简单，护士吃好了夜班饭，及时补充了消耗掉的体能，就有了充足的精气神，有了精气神，才能更好地完成夜班的护理工作，更好地提高夜间工作质量，更好地服务于病人。

❾ 吃什么样的夜餐更适合一些？

答：建议夜班饭应该选择营养丰富、色泽清香、荤素搭配、烹制新鲜，能提高食欲，清淡易消化的菜肴。比如：一个鸡蛋，一个馒头，一个苹果，一碗皮蛋瘦肉粥，一份炒菜，再加一杯饮料。那么，这份夜餐的配置基本满足了我们身体的需要。当然，可以根据自己平日饮食的喜好，进行合理营养健康有效的搭配，依据人体需要的六大营养素来来保障我们能量的供给，身体的健康，精力的旺盛。

建议上夜班适当的喝一些咖啡、茶类的饮料。因为，这类饮品含有大量的咖啡因，咖啡因能起到兴奋大脑神经系统，促进人体新陈代谢的作用。所以，茶和咖啡都具有提神、醒脑、兴奋、抑眠的功能。

建议夜班少喝牛奶。牛奶含有丰富的蛋白质，含有较多的赖氨酸，进食牛奶易在肠道产气，发生腹部胀气的现象；另外，喝牛奶还有催眠的效果。基于以上这两点，夜班还是应该少喝牛奶，可喝一些酸奶。酸奶是新鲜的牛奶经过乳酸菌发酵而成的一种带有酸甜味的乳制品，肠道易于吸收，营养价值不亚于牛奶，基本上不会产生腹部不适的感觉。同时，还能提高食欲，帮助消化，适合于夜班身体蛋白质的补充。总之，上夜班吃什么样的夜班饭更合适，需要我们的护士多研究多探讨。

⑩ 不规律的生活习惯有哪些？

答：不规律的生活习惯有：

（1）吃饭不按时、暴饮暴食、偏食、爱吃零食、不吃蔬菜水果。

（2）作息不规律、熬夜、失眠、睡懒觉。

（3）卫生习惯不佳：不勤换洗衣服、不勤晾晒被褥、不认真刷牙、大便时看书报、用凉水冲脚。

（4）精神状态不佳：精神紧张、情绪不稳、不与外界交流沟通。

（5）不锻炼身体、不做适当的体力劳动。

（6）痴迷网络不能自拔、无控制上网、不间歇打游戏机。

（7）过度减肥、药物减肥。

（8）居住环境不佳：不打扫卫生、不开窗通风。

（9）着装穿衣过瘦过紧、鞋跟过高、过度染发化妆。

（10）染上酗酒抽烟的习惯。

这些不良的生活习惯对年轻的实习生来说，是非常致命的。它不仅影响自身的身体，更重要的是影响到工作，甚至造成对病人的伤害。为什么这样说？举例说明：如果你上网时间过长，就会影响睡眠，影响视力，影响精神状态。假如你正好去给病人更换液体，这三个影响会导致你在查对医嘱时，大脑的注意力不集中；视力恍惚不清，判断力就会出现误差。一旦出现误差，就会错加液体，直接构成对病人的危害。所以，我们应该摒弃不良的生活习惯，养成良好的习惯，为今后的护理生涯打下一个坚实的基础。

⑪ 生病对工作的影响有哪些？

答：常言说的好："身体是革命的本钱。"没有好的身体，何谈好好的工作。人的一生多则会生几百次病，少则会生几次、几十次病。对健康的期望，对长寿的渴望，对生命的延续都是人类永无止境的追求。生病对个人来说，除了忍受身体上的痛苦，还有你的工作也会受到影响。尤其护理工作是"一个萝卜一个坑。"你生病不能上白班还好调配，如果正好是夜班不能上，调配起来就很困难，其他的护士就需要分担你的工作，夜班的工作质量就要受到影响。而且，已经排好的护理班次会因此而打乱，给护士长的工作也带来不便。综上所述，要想成为一名真正合格的护士，首先是要有一个健康的身体，而健康的标准就是少生病或不生病。这就需要我们吃好、睡好、锻炼好自己的身体，让它为你服务，让你为它拍手，让工作为它自豪。

⓬ 夜间吹空调会导致什么结果？

答：夏季的夜晚天气炎热，很多实习生习惯开空调睡觉，而且温度调的很低。殊不知在这样低温的环境中睡觉，最容易患上空调症。空调症是一系列不适应空调环境，发生的身体反应的综合征。比如：肢体产生酸痛、无力、感冒发烧、腹部痉挛疼痛、腹泻、面神经麻痹等症状。特别是在全身大汗的情况下吹空调，极易使皮肤毛孔在瞬间开放收缩，病菌乘虚而入，致使疾病上身。

所以，不能乘一时之兴，图一时之快，逞一时之强使自己的身体受损，进而影响工作，影响考勤，影响实习。

⓭ 如何解读身体时钟的偏斜？

答：在护理实习生中有 98% 的是女孩子，由于刚刚跨出校门，走入医院开始陌生的实习生活，这对于一直在学校按部就班，规律学习的学生来说是一个不小的跨度。由于环境的变化，生活的更换，实习的压力，会导致许多实习学生出现经前紧张症状。这种情况往往会在月经来潮前的几天出现紧张、激动、易怒、注意力分散等情绪波动。身体上一般表现为颜面部水肿、腹胀、腹泻、乳房胀痛感。如果在你身上出现了以上种种症状，一定不要着急，不要恐慌，也不要乱投医。这是一种经前紧张症，一般不需要用药物治疗，一旦月经来潮这些症状很快就会随之消失。需要注意的是要保持乐观向上的积极态度，消除紧张的情绪，放松身体，进行多次的深呼吸运动。同时，注意此阶段要少食盐，少进水，可以减轻水肿的症状。在实习过程中，我们身体的时钟即便会有一点小小的偏斜，那也不要紧，我们是未来的护士，有能力拨正自己的生物时钟，让它准时准点的正常运行。

🟑14 女孩子"那几天"怎么办？

答：月经是一个女性特有的生理特征和生理周期，一般女性从十三四岁初潮，到四五十岁结束，这是一个女性生命周期的必然过程。第一次来月经，是子宫内膜在卵巢卵泡素和黄体素的作用下引起的周期性的子宫内膜脱落出血，它也标志着女性性器官的发育成熟。一般每月周期相隔 28~30 天，行经天数为 2~7 天不等。在此期间会出现一些疲倦、嗜睡、腰酸、下腹不适等症状属于正常。由于刚刚步入实习阶段，工作的压力再加上身体的不适，需要做一个小小的调整。注意以下几点：

（1）个人卫生方面，卫生巾要薄厚适宜，勤用勤换，保持清洁，可以减少和预防感染的发生。

（2）开朗的心情，愉悦的精神，稳定的情绪，有利于舒缓月经来潮的各种不适感。

（3）饮食注意节制，少进或不进辛辣刺激性的食物，常规进食，还可吃一些新鲜的水果，不要进冷饮及过凉的食品。

（4）身体注意保温保暖，防止受凉。特别是在夏季，不要用冷水洗澡、洗头、泡脚。因为，过度的受寒着凉会引起闭经。还有水土不服，更换陌生的环境，生气烦恼也是闭经的原因之一。

因此，我们必须学会适应环境、适应生活、适应自己的身体，让那几天安然的度过，不要因它影响情绪，影响学习，影响实习。

🟑15 感冒发烧的痛苦有哪些？

答：感冒是一种急性的呼吸道传染病，据统计每年每人都会有一至两次被感染的机会。目前，还无特定有效的预防方法。但是，感冒的传播途径，已经被人们逐渐地认识和了解。感冒病毒一般是通过呼吸道传染人体，使其致病。还有一种传染途径是通过我们的手作为媒介，接触口鼻眼，使人发生感染。

得了感冒会出现一系列的呼吸道症状，如：流鼻涕、打喷嚏、鼻塞、咽痛、干咳。严重者还会出现全身症状，如：畏寒、乏力、高烧、身体酸痛、食欲不佳等。

每年在冬季实习的许多学生会染上感冒，继而发烧，很痛苦。由于是在门、急诊治疗，住不了院。回宿舍休息，又无专人照顾，身体的痛苦加上心情的沮丧，对疾病的康复非常不利。那么，知道了感冒的传播途径，感冒还是可以预防的。比如：少到人群密集的场所；发现感染人群，要注意隔离，护理这样的病人要戴口罩；还要注意个人卫生，不要养成挖鼻孔，揉眼睛的不良习惯；锻炼身体，更是防止感冒的最佳方法。所以，为了今后的不痛苦，我们就要记住现在的痛苦，强壮身体，远离痛苦。

16 少生病的小窍门有哪些？

答：少生病是指少生那些常见病和多发病，比如：冬季的感冒发烧；夏季的肠炎腹泻；春秋季的胃病等。特别是冬季一到，感冒发烧会时常的光顾我们的身体，让我们的身体痛苦不堪，让我们的情绪无比低落，有没有一些少生病或不生病的小窍门呢？大千世界，从古至今，人类在进化过程中与大自然不断地进行着博弈，积累了许多防病抗病治病的宝贵经验。这些经验既简单，又实用；既是食品，又是药物；既能治病，又能强身。

（1）用葱白切片，夹在纱布中放入口罩戴上，可预防呼吸道感染及流感。

（2）风寒雨淋后，喝一些煮好的姜糖水，姜能起到驱寒发汗作用，也是一味预防感冒的良方。

（3）夏季每天进食一点生大蒜，就能很有效的预防胃肠道感染，大蒜有神奇的抗菌消炎作用，唯一不足的一点就是食后有不良的味道。可以嚼一些茶叶去味。

（4）如果患了龋齿，牙痛，将新鲜大蒜捣成泥，敷于患处，即可止痛。

（5）鸡蛋是个宝，不仅含有大量的蛋白质，含铁量也很高，常吃可预防缺铁性贫血。

（6）发生痛经时，可以在小腹部放一个热水袋，使紧缩的子宫松弛，用以缓解疼痛。

（7）夏季多饮绿豆汤，可以防中暑。是因为绿豆有利尿消肿，清凉解毒的功效。

（8）吃烤馒头干治胃病，是民间的良方。酥脆的烤馒头干经过在口腔里的咀嚼，变成了易消化的食糜，进入胃里既中和了胃酸，又减轻了胃的工作，还有利于胃溃疡的愈合。

（9）失眠，在睡前用热水泡脚很有效。另外，白天多做一些体力性的劳动，夜晚更容易入眠。

（10）介绍一个预防"流感"的小偏方叫三白汤：白萝卜，白菜根，葱白适量，水煎常饮。

⑰ 保持心情快乐的小秘诀有哪些?

答：快乐是心灵的跷跷板，人人都希望快乐向自己这一边倾斜。快乐是心灵的源泉，人人都愿意永远取之不尽。最主要的是快乐可以增加机体的免疫力，使我们的身体少生病或不生病。要想保持一个快乐的心情，也是有许多小秘诀的。

（1）学会幽默，给自己给别人带来笑声。

（2）学会释放，及时地把不良情绪高声的呼喊出去。

（3）学会分散，转移视线，拿一个笑脸玩具玩一玩。

（4）学会帮助，经常去做一些义工，帮助有困难的人，会获取意想不到的快乐。

（5）学会分享，无论好事坏事，都要与朋友求助分享。

（6）学会审美，美好的东西经常会给心灵带来快乐。试试这些小方法，快乐会送给你更多的小秘诀。

⑱ 怎样把宿舍当成是自己的家？

答：实习宿舍是实习生临时的家，在这里住，从心里要接受它，美化它，到爱护它，需要经历一个漫长的心路历程。如果你在心灵里永远把自己当成是一个流浪者，没有归属，没有落地，没有安宁。那么，你实习的意义又在哪里？

"宿舍是我们的家！"有了这样肯定的回答，才会有一个踏实的心境，才会有你真情的付出，才会有一个现实明亮的家。例：实习宿舍的标准是这样的：

（1）床位要求：床单平整，被子有形，枕头放于内角。

（2）床下要求：鞋子一双，脸盆一个，整理箱一个。

（3）桌面清洁干净，椅子整齐到位。

（4）床栏、窗台、暖气、门窗无尘土。

（5）门后不乱挂衣物。

（6）放物架杯子、碗筷、放置整齐有序。

（7）室内随时通风，无异味。

（8）地面无纸屑、果皮。

（9）纸篓垃圾每天清倒。

（10）按时熄灯，按时作息。

当然，宿舍管理的要求，宿舍卫生的标准，宿舍检查的规定，是为了更好地培养实习生良好的生活习惯，训练实习生有素的生活模式，最终达到身心健康之目的。所以，为了自己的家，人人都需要付出，人人都需要加油！

⑲ 为什么不能穿工作服回宿舍?

答: 有些实习生, 下了班, 为了方便, 把工作服穿回宿舍。甚至穿着工装裤躺在自己的床上。这种做法, 显然是不符合宿舍管理规定的。但是, 为什么在这里要说, 是为了要说明一个穿与健康的道理。我们知道, 工服是工作的时候在工作的场合所穿着的服装, 它与我们正常出入的着装是两个截然不同的概念。特别是在医院工作的医生护士, 由于职业的特殊性, 工作服经常接触病人的体液、血液和各种分泌物, 因此, 工作服上会沾有许多的污染物和致病菌, 而这些污染物和病菌被正常人触碰后, 是一种二次污染, 对于他们的健康来说是非常不利的。因此, 工作服穿回家里、穿回宿舍、穿到公共场所都是有害的。不但污染了自己家人及社会, 还会造成不良的后果。国外有人普查肺癌的发病情况, 发现石棉工人的家属患病率较高。进一步调查, 这些工人都有穿工作服回家的习惯, 衣服上面沾染了石棉灰, 而长期吸入这些粉尘是引起这些家属患肺癌的原因之一。以上情况提示我们, 不管污染还是未污染的工作服都不要穿回家里或宿舍, 这也是一种职业道德的规范和素养。

⑳ 健康格言有哪些?

答:
(1) 饭后百步走, 能活九十九。
(2) 大蒜是个宝, 常吃身体好。
(3) 贪多嚼不烂, 胃病容易犯。
(4) 春捂秋冻, 不生杂病。
(5) 冬吃萝卜夏吃姜, 不劳医生开药方。
(6) 寒从脚下起, 病从口中入。
(7) 热不马上脱衣, 冷不立即穿棉。

（8）笑一笑，十年少；愁一愁，白了头。

（9）睡觉贪凉快，不泻肚子那才怪。

（10）三分吃药，七分调理。

六、实习入科注意事项

❶ 如何穿好工作服？

答：到了实习医院，会发放统一的工作服。那么，如何穿工作服？如何穿好工作服？是每一个实习生步入医院遇到的新问题。可能你在学校穿过工作服，任课老师也教授过。但是，学校的教授和医院的要求是有所不同的。在学校穿着工作服更多的是一种形象的演练和培训，它是不与病人直面相对的，而在医院穿着的工作服是直接的面对病人，不仅仅是对形象的单一要求，还有切入实际的标准和规范。

首先，根据自己的身高选择与自己相对应的工服号；之后，按顺序戴好燕尾帽；穿好工作裤；穿好工作鞋；穿好工作服。之后，面对镜子，检查自己的着装情况是否符合标准。

检查内容：

（1）燕帽戴正，发卡固定，头发整齐，头花到位。

（2）工作服无皱，尺码合适，衣领整洁，佩戴胸卡，口袋内配有钢笔、铅笔，不放与工作不相关的物品。

（3）工作裤裤线正，长短适宜，不过脚面。

（4）工作鞋大小合适，鞋面清洁无垢。

护士工作服是护士职业形象的特征，是护士职业形象的专利，是体现了护士救护理念的一种神圣。所以，穿好护士工作服是护理实习生职业的第一步。

② 如何戴好燕帽？

答：戴燕帽，首先是头发的准备，把头发从前额向后梳直扎紧，将发尾盘好，佩戴上头花。再将燕帽放于发顶，戴正，并在燕帽两翼后侧，分别固定好两个同色发卡，即可。

追溯燕帽的历史，可谓悠长。一种说法，早在公元前，没有专门的医院，病人被送到修道院，都是由修道院的嬷嬷们看护，她们头上戴的饰巾，慢慢地演变成了现在的燕帽。还有一种说法，护理先驱佛罗伦萨·南丁格尔，在克里米亚战争中救护了大量的伤员，她把这些受了伤的士兵从死神手中拉了回来，每天晚上她都提着油灯去巡视伤员，被人们誉为"提灯女神"。燕帽，是从她的形象中演变而来的。此外，燕帽，也象征着天使在人间美丽的传说。因此，一个实习生不仅要学会戴燕帽，重要的是学会领会护理职业的精髓，并发扬光大。

③ 如何选择合适的护士鞋？

答：护士工作穿的鞋子，称为护士鞋。护士鞋选择的合适程度对护士来说，是非常之重要。护士的工作性质决定了护士每天的行走负担，都重重地落在了脚上。如果没有选择好一双合适的鞋子，那么，不但工作的质量会大大的打折扣，而且，双脚也会不堪重负，疲惫受损。有人调查过，我们正常人的足底有三点负重，其中足跟约占50%，踇指与小趾合占50%。如果选择的鞋跟过高，就会产生重心前移，引起足弓疼痛；而踇指小趾负荷加重后，会引起局部骨质增生，同时会增加损伤的机会。选择的鞋跟过低，选择的鞋子过大，脚底反复摩擦容易起疱。选择的鞋子过小，足尖部会出现过分的狭窄，脚趾局部血循环障碍，造成脚趾破溃和疼痛等现象。

护士鞋应该具备：号码标准齐全，鞋跟高度不大于两个厘米，鞋面皮质柔软透气，鞋内舒适富有弹性，鞋底防滑耐磨，整体美观大方实用。实习护士，也应该知晓选择这样的工作鞋。

❹ 实习生进科室应注意哪些礼仪礼节？

答：到实习的第一个科室实习，个人的基本礼节很重要，会给科室的护士长和老师们留下很深的第一印象，而这第一印象对实习者来说是关键的一个开始。那么，如何给科室留下良好的第一印象，需要大家共同探讨。首先是仪表：从上到下，从头至尾应该保持身体直立，端庄大方，精神饱满，面带微笑。工作服清洁干净，平整无皱，服饰得体。其次是礼节：举止文雅，礼节到位，点头示意，鞠躬问好。再其次是语言：吐字清晰，清脆悦耳，语气柔和，交谈流畅。

做到了以上几个方面，那么科室自然会对你的第一印象是认可、肯定、赞扬。

❺ 实习生如何向护士长、老师介绍自己？

答：当你第一次见到护士长和带教老师的时候，需要说的第一句话是："护士长好！老师好！"

之后，再介绍自己的学校、学历、姓名和来意，最后要说一句："请护士长老师多多指导帮助！"

再之后，仔细倾听护士长和老师的问话，一一对答，和谐交流，也可以回问一些相关的问题。比如：科室收入病人有多少？危重病人有多少？我上什么班次？

总之，要尽量做到对答如流，提问得当，减少语无伦次，尴尬冷场的局面。

❻ 实习生如何尽快熟悉科室的环境？

答：进科室第一周，主要的工作是尽早、尽快熟悉科室的大环境。环境不熟悉，工作就无从谈起。

（1）熟悉病房的房间：病房房间号、病床床位号、抢救室、治疗室、换药室、主任办公室、医生办公室、医生值班室、护士值班室、更衣室、处置室、配膳室、卫生间、开水房等。

（2）熟悉病房的人员：病人姓名、床号、性别、年龄、诊断、病情、护理、治疗；主任，医生，护士长，护士的姓名、职务、称呼；配膳员、健康服务员、外送人员的情况。

（3）熟悉病房的设施：急救物品的位置，毒麻药物的保管；氧气、吸引器的放置；药品、液体、无菌物品的位置；护士站物品的定位。

❼ 实习生如何了解科室培训的内容？

答：进入科室的第一天，一般护士长会安排教学组长，先给实习生介绍科室的整体情况。之后，会进行短期的专科培训，时间的长短各个科室不等，有一两天，也有四五天。无论时间的长短，重点是如何尽快了解掌握专科的培训内容。

举例：心内科实习，培训的重点是专科的急救技术。专科危重的心脏疾病：心力衰竭、心肌梗死、心源性休克、心律失常、心绞痛、高血压急症的护理及救治；冠脉造影术后护理；监测仪的监测记录；心电图的使用；生命体征的测量；输液速度的控制；低盐饮食的宣教等。

这些内容对于刚刚下科的实习生来说，会有些无所适从，无从下手。但是，只要你不怕困难，不耻下问，持之以恒，从微入手，很快就会掌握这些知识，掌握这些技能。要多实践，实践是你最好的老师。

❽ 实习生备一个实习笔记本的用途有哪些？

答：在实习期间，每一个实习生有必要为自己准备一个实习笔记本。这个笔记本一是大小合适（长 14cm，宽 12cm）；二要结实耐磨，三是便于携带。这个笔记本的重点是要记录实习过程中的工作程序、讲课内容、实习要求、问题要点。

古语说得好："一个好记性，不如一个烂笔头。"意思是说，你的记性再好，也不如写下来记得牢靠。实习过程本身就是一个不断学习，不断充实知识的过程。特别是在临床工作中每一个班次的流程掌握，对于实习生来说，需要反复的强化，不断的记忆，加上不断的实践，才能牢牢地掌握。所以，养成书写记录的好习惯，对于工作的提升非常有益。还有，把不懂的问题、难点、要点及时记录下来，有助于个人对问题的思考，有助于及时的请教和提问，有助于问题的加快解决。实习笔记本不但能帮助我们记录现在的问题，还能帮助我们回顾实习的成长过程，更能留下每一个实习生在实习期间走过的活生生的印迹。

❾ 实习生如何听课与提问？

答：在实习科室，每周会有专科护理讲课，一般由高年资的护师来讲课。这种专科讲课的内容大多与专科的常见疾病相关。课前，要有准备，这个准备其实就是我们在学校的功课预习。比如，今天讲课的内容是呼吸衰竭的治疗护理要点。那么，要先预习一下教课书有关呼吸系统的章节内容，搞清楚什么是呼吸衰竭？呼吸衰竭分几型？它的症状和体征有哪些？血气分析的特点？ pH 值情况？治疗？护理？经过这样事先的准备预习，听起课来头脑就很清晰明了，结合老师的讲课，再把不明白的问题提出来。也可以与讲课老师共同探讨，结合临床病人的病情，把问题搞懂。这样的听课提问，理论与实践的契合，学与用的相融，终生都会记忆犹新。

⑩ 实习生如何称呼病人?

答：当我们面对自己护理的第一个病人，心里不免会有些紧张和忐忑，这也是一种正常现象，不足为怪。关键是如何面对一个素不相识的病人，如何称呼他，又如何让他接受你，这是实习生初次遇到的看似简单，其实不简单的问题。要解决这个问题，先要学会两个字"尊重"。尊，是地位高，辈分高，有敬重的意思；重，是有分量，重要，重视的意思。二者结合为"尊重"一词，就是你要重视的，虔诚的，敬重的对地位高的长辈说："您好，您是张建设爷爷吗？我是实习护士张冰冰，您就叫我小张。我现在推您去做 B 超检查，您有什么不舒服吗？"简短的一个对话，囊括了问候、称呼、自我介绍、所做检查、病人身体情况。

此外，对于病人的称呼也要因人而异，合情合理。总体来说，年龄大的要称呼"爷爷，奶奶"；中年人称呼"叔叔，阿姨"；同龄人可称呼姓名；儿童可称呼"某某小朋友"；由于护理工作的特殊性，需要三查七对，所以在给病人发药、打针、做检查的时候一定要呼叫病人的全名，以防在治疗过程中出现误差。

⑪ 实习生如何记住带教老师交授的工作内容?

答：进科室之后，护士长会安排专业的带教老师，负责教授你如何进入角色，如何进行工作。实习生最初的感受是紧张激动，大脑一片空白，对于老师教授的工作内容难以理解，而且遗忘的速度很快，这是什么原因呢？其实，这是一个人对新环境不适应的一种排斥反应，是一种情绪紧张的应激表现，也是内环境与外环境不平衡的一种存在。关键是我们如何正确的应对，如何调整紧张的情绪，如何打破这种不平衡，如何尽快的记住工作的各项内容。

总结出十六字：勤学好问，勤于践行，勤于思考，勤于总结。关键的一点是"勤勉"。

⓬ 实习生怎样学会与病人沟通交流？

答：与病人交流沟通是一个护士天天都会遇到的问题，因为，护理工作每时每刻都在与我们的护理对象——病人对话。抽血输液，发药打针，一般的治疗需要交流；病情观察，出入检查需要沟通；心理疏导，卫生宣教，更需要有技巧的沟通交流。这些大量的沟通交流工作，本身就是我们护理工作的一个组成部分。可见在临床做护理工作，不会正确的沟通交流，不学沟通交流的方法，就不能很好地完成护理工作。这就是沟通交流的必然性和重要性，这也是实习生必须关注的重点之一。

下一步，就是怎样与病人沟通交流？病人是多种多样的，沟通交流的技巧和方法更是多种多样。要抓住病人的需求心理，运用好沟通交流过程中的话语权，取得病人的充分信任，达到一个和谐共识的氛围和效果。

举例：为病人输液。

"×阿姨，我现在为您输液，您需要去卫生间吗？"

"我已经去过了。"

"那好，阿姨，请您躺好，我现在就给您输液。"

"我的血管不好扎，你能行吗？"

"请您相信我，我会尽我最大的努力，请您放心。"

"哎呀，我看你太年轻，还是换一个老一点的护士吧。"

"阿姨，技术不在年龄大小，我虽然年轻，但是我的眼睛看得清楚，针也扎得准。而且，我已经为病人输过二十次液了，请您给我一次机会，我一定会珍惜的，谢谢您啦！"

"那好，你就试试吧。"

⓭ 实习生如何观摩老师的技术操作？

答：学习是学生的本职，对于护理实习生来说不但要学习书本上的知识，还要学习临床的护理技能，更需要把书本上的知识与临床的护理实践结合到一起，不断的充实，不断的提升，不断的创新，才能达到学用一致的最终目标。护士的基础技术操作最早有十五项，随着科学技术的进步，护理的基础技术操作也在不断的发展、细化、延伸，已经拓展到了三四十项的内容。但是，作为护理实习生还是要掌握那些最基本，最常用，最重要的操作。在实习期间，苦练自己的基本功，夯实自己的专业基础，闯出一条成就自己学业的路径。

具体到实际操作，就是要不断把握机会，多看、多问、多练习。在观摩静脉输液时，要观察老师在操作中如何找寻血管，如何进针，进针的角度，皮肤的紧绷度，回血后的送针等等。这些都是穿刺技术的高难度动作，要想掌握还需要多次反复的练习，多次虚心的请教，多次手把手的传授，才能到达光明的彼岸。

⓮ 实习生如何记忆各项工作程序？

答：护理工作的班次有很多种，主要的班次有：主管班、临床责任班、治疗班、早晚班、中班、小夜班、大夜班等。这些班次都有严格的流程、标准及时间的设定，也是保障护理工作正常运行的基础。在工作中，如何尽快记住这些工作的标准和工作的程序，需要下一定的功夫和时间。

第一步是抄写记忆；第二步是临床记忆；第三步是对比记忆。抄写记忆很简单，通过写出来的方法刺激大脑皮层的兴奋，以加快记忆的速度；临床记忆很重要，通过亲身实践面对具体的临床工作，加深记忆的强度；对比记忆是一种方法记忆，在以上两个记忆的基础上，进行对照性的记忆。这个方法很容易掌握，也简便易行。就是把抄写好的程序与实施后的程序进行逐项的比对，检查哪项工作程序是被遗漏掉的，这样做下来，各个班次的工作程序就便于牢牢地记住掌握了。

⑮ 什么是护理技巧？

答：什么是技巧？技巧就是一种特定灵活的技能，是指手艺很精巧，本领很出众，方法很巧妙的一种技能，俗话说熟能生巧就是这个道理。护理工作也有它的技巧，这个技巧是在临床工作中，通过摸索总结，多次反复的进行操作，随着时间的推移，自然练就了护士高超的工作技巧，培养了护士极强的应变能力。因为，护理工作是一项既要动脑，又要动手的工作，是一项脑体结合的工作。既需要严谨求实的细致，又需要灵活巧妙的应对；既要按部就班的认真，又要苦干加巧干；既要有板有眼的查对，又要机动快捷的输液。总之，要想方设法总结、积累、挖掘、创造一切护理工作的经验和技巧。

⑯ 为什么接听电话要准确传递？

答：作为一名实习生，在科室工作中会经常遇到电话接听，她们常常在接听电话后不能准确地传递电话内容。由于这些不准确信息的误导，会造成很多不良的后果。比如，病人急查的化验结果通过电话报告，由于实习生在电话转达时没有记全或误记，那么，此项化验会直接误导医生对病人病情的诊断和治疗。还有电话通知会议时间地点传递不准确，造成延误的现象。那么，如何准确无误地传递这些信息呢？这就需要掌握一些正确的方法。首先，在接听电话时，注意力要集中，不能一心二用，以免错听；其次，用笔及时记录，便于之后核对；最后，与对方重复核对，特别是对一些急诊的不正常的化验值一定要询问清楚，防止发生误差。还有，对于会议通知特别要问清楚时间、地点、着装及参加人员。

⑰ 实习生在科室怎样处理好与带教老师的关系？

答：每一个实习生都抱有一个良好的愿望，希望与带教的老师处好关系，期望老师成为工作上的严师，学习上导师，生活中的朋友。愿望是美好的，理想的，甚至是诱人的。可是，在现实的工作中，如何把握处理好与带教老师的关系，对于刚从校门走出来的学生来说，是一个不小的难点。首先，在行动上要做自我调整，理顺你与带教老师的相互关系；然后，了解贴近她们的生活层面，逐渐拉近师生之间的距离；最后，达到教学相长，和谐融洽，友谊递增的良好师生关系。增进这种良好关系的要点如下：

"尊"是首要之点，对于那些尊重老师、关爱老师的学生，带教的老师也同样的尊重、关爱、赞扬他们。

"勤"是关键之点，对于那些勤奋上进，勤勉进取，勤快有佳的学生，老师一定会表扬、夸奖、记住他们。

"灵"是动态之点，对于那些灵活机智，灵气有佳，灵敏过人的学生，带教老师一定会欣赏、肯定、喜欢他们。

⑱ 科室急救医疗物品、药品、器材为什么要"五定"？

答：在临床，一切急救物品、药品、器材都有其固定的位置，固定的数量，固定的保管，定期的消毒灭菌，定期的检查。做为实习生一定要明白为什么？因为，只有懂得了为什么，才能自觉自愿的去执行。临床工作中对所有急救物品、药品、器材有一项专门规定，就是我们熟知的五定内容：定品种数量、定点安置、定人保管、定期消毒灭菌、定期检查维修。设想，如果一个医院的医疗护理工作没有规定，没有制度，没有要求。物品、药品、抢救器材随意放置，顺其自然，杂乱无章。试问？怎样挽救病人的生命？怎样保障医疗护理工作的顺利进行？怎样实施我们治病救人的责任？急救物品定位的目的，是为了在病人生命救治地过程中争分夺秒，快捷安全，有条不紊。五定是一项简明扼要，行之有效，规范到位的制度，它明确了所有急救物品的执行标准和规则。作为实习生，要了解它的意义所在，才能严格的执行规章制度，在实习期间培养自己良好的工作习惯和道德素养。

⑲ 什么物品属于医疗垃圾？

答：在临床工作中，医疗垃圾与生活垃圾要分类放置。哪些属于医疗垃圾？哪些属于生活垃圾？许多实习学生在实际工作中还不会鉴别，这样在护理操作中会直接影响工作的进程。医疗垃圾的定义：是指医疗机构在医疗、预防、保健及其他相关活动中产生的具有直接或间接感染性、毒性及其他危害性的废物。那么属于医疗垃圾的物品有：病人用过的一次性注射器、输液器、引流管、导尿管、棉签、棉球、纱布、医用手套等等。上述这些物品切勿乱放，一定要放到指定的医疗垃圾桶内，以免造成污染，危害社会，危害自然。那些没有与病人的体液、血液相接触的物品如：废弃的药盒、外包装袋可以分类放入生活垃圾桶内。如果把生活垃圾放入医疗垃圾内，还会造成不必要的资源浪费。因为，处理医疗垃圾费用要比处理生活垃圾费用昂贵得多。

⑳ 实习生在工作中有哪几种自我保护的方法？

答：在护理病人或护理操作过程中，一些有害物质会对护理人员的身体造成一定的损伤。因此，自我保护和自我防范是非常必要的。在护理一些传染病病人的时候，一定要按要求穿隔离衣；在配制一些毒性大的化疗药物时，一定要戴手套，戴防护镜，防止药物接触皮肤，或误入眼睛；静脉抽血时，要戴一次性手套，以防与血液的直接接触；配制普通液体时，特别是在掰安瓿的时候，一定要掌握正确的用力手法，防止被安瓿的玻璃割破手指，造成不必要的伤害；要严格按规程操作，防止针头锐器对皮肤手指的刺伤，一旦被针头扎到，尽快将血液挤出并就地进行清水冲洗，用碘伏棉签进行快速消毒，再进行压迫止血，包扎处理。以上这些情况，一定要引起广大实习生的注意，小心为佳，以防不测。

七、走好入科第一步

❶ 怎样了解科室的名称？

答：来到一个科室进行实习，最简单的要记住科室的名称是什么。内科的什么科室，外科的什么科室，许多医院科室名称繁多难记，但是，也有一定的规律可循。举例：

（1）有以所治疾病命名科室名称的，比如：消化科、内分泌科、耳鼻喉科等。

（2）有以排序命名科室名称的，比如：烧伤一科、烧伤二科、烧伤三科。

（3）有以内科外科分类命名科室名称的，比如：心内科、肾内科，普外科、胸外科。

总之，入科后先要记住科室的名称至关重要。否则，会影响后续工作的开展和进行。

❷ 怎样了解科室的位置？

答：一般科室的位置，会在医院的平面图上精心标注，在大厅，电梯，走廊也会有明确的标识指引。但是，即便有了这些标识，对于还分不清东南西北的实习生来说，也会误打误撞，不能很快地找到所去的科室。要想尽快知道医院各个科室的地理位置，有一个最好的方法。一是看懂医院的平面图；二是定位医院主建筑标志的方向，三是通过入院介绍了解医疗楼大致的分类。比如：内科大楼、外科大楼、门急诊大楼、辅临科室位置、行政办公楼、餐厅洗衣等服务区域。最重要的一条，是多走、多看、多跑，这样，就可以尽快的熟悉科室所在的具体位置。综上所述，对于实习生来说，是一种尽快适应医院环境的亲历实践。

❸ 怎样了解科室的类别？

答：科室的类别，是指临床科室的大致分类，是内科？外科？还是辅临科室？内科主要治疗什么类型的病？外科具体做什么类型的手术？只有详细了解了这些具体的信息，才能有的放矢地安排自己的学习计划，才能定出自己在科室实习的具体内容，才能获取自己所在科室的专科技能。不同的临床科室，都有不同的专科特色，专科的技术，专科的氛围。作为一名实习生只有融入科室，适应科室，关爱科室，才能不断从科室汲取养分，滋润自己，壮大自己，成为一棵参天大树。

❹ 怎样了解带教的老师？

答：主动是一种积极的象征，交流更是一种语言的体现，每一个到临床科室实习的学生，都有一个带教的老师，这个老师是你实习中的"师傅"，他的言谈举止，他的行为做法对你今后和未来，有着直接的影响力。刚下科室，许多学生都很胆怯，不敢和带教老师说话，有时候搜肠刮肚的也找不出一个适合的话由。这样的尴尬场面，会使师生双方都很不适应。怎样在临床实习中消除这种尴尬，建立良好顺畅和谐的师生对话，是双方都需要思考的问题。作为实习生一方，需要更主动的出击，主动与老师交流沟通，主动提出问题，除了工作、学习的问题，还可主动把自己的事、心里话和老师交谈，得到老师对你内心的了解，这样做会加深大家对彼此之间的情感和良好的信任。还有，要在生活上关心老师，帮助她们倒倒水，打打饭，这些都是一种主动的交流。同时，在交流的过程中你也可以了解老师的个人、家庭及工作的种种信息，对老师也就了解得更多了。如果你能遇到一个品学兼修，为人师表的老师带教，那是一生的幸运。

⑤ 怎样了解分管教学的组长？

答：科室负责管理教学的老师称为教学组长，这个称呼不是行政的任命，只是由年资高的护师或主管护师负责。这些老师的临床知识广博，带教方法新颖，教学经验丰富。所以，临床带教的具体工作是由他们分工安排授课，组织考核并进行签字评价的。科室的教学工作和任务，是在科护士长的直接领导下进行的。在了解了这些情况后，实习的学生就能根据上述的情况，可以与担任教学组长的老师，进行行之有效的交流与沟通，关于怎样与老师沟通交流，前面已经讲过，这里不加叙述。

⑥ 怎样了解科室护士长？

答：科室护士长，是护理管理的一级管理者，由医院直接任命，受科主任、总护士长、护理部主任的直接领导。护士长都是从优秀护士中产生，但优秀护士不一定都能当护士长。一个科护士长不但要在业务技术上全面，而且，在临床护理管理工作中也具备一个优秀管理者的水平。护士长一般以严肃认真而著称，其实，他们也是很懂感情的人，他们除了工作，也有自己的家庭，自己的亲人。他们最懂得护士的艰辛，最关注护士的成长，最体贴护士的感受。所以，作为一名护理实习生要想了解护士长，就需要多观察，多主动，多交流。

7 怎样记忆病房床号的排列顺序？

答：医院的病床号，是在整体设计的时候就按从左至右的顺序进行了系统的排列，是有它的规律性的。如果你了解了这个排序的规律，那么，识别起来就很好记忆。

例：大多数病房的房间号都是按1、2、3号顺序依次排序，同样，病房的床位号也是按1、2、3号的顺序依次排序的。一名实习生进入病房，最基本的记忆，就是先把每个病房及病房的床位号要记得清清楚楚。否则，就无法发药、无法打针、无法为病人做一切治疗。而且，床号的误记还会导致差错的发生。所以，不能看轻这简单基本的床号记忆。

8 怎样了解急救车的位置在哪里？

答：刚下科室，需要了解记忆的事情很多，如何把众多的信息、程序、物品放置记忆的清楚准确，需要一些指南性的建议。其中，最重要的是每一个科室的急救车放在哪里。为什么重要，作为一名实习生应该知道，急救车里放置了所有的急救物品和急救药品。是临床抢救病人必不可少的专用设备，也是住院病人生命的保障物品，更是科室医用的宝贵资源。因此，作为实习生首要的、必须知道的是急救车的准确位置。一般科室的急救车都有它固定存放的位置，放在科室的抢救间，当病人病情变化时，便于随时移动，进行快速抢救。

9 怎样熟记急救车内药品的准确定位？

答：急救车内配置了许多的急救物品及急救药品，在抢救病人的时候，需要护士熟知抢救药品的准确位置，一是利于快速执行医嘱；二是防止错拿药品；三是与时间争分夺秒。一般急救药品按分类顺序放置，常备量10~20支的基数。常用的急救药品：

（1）呼吸兴奋类的药物：可拉明、洛贝林等。

（2）升压类的药物：阿拉明等。

（3）急救三联针：肾上腺素、阿托品、利多卡因。

（4）止血类药物：止血敏。

（5）纠正酸中毒类药物：碳酸氢钠。

（6）专科抢救药物。

只有按照药物的类别、顺序、放置的具体位置去看、去想、去寻找它们的规律性，不断的强化记忆，那么，就会牢牢地记住急救药品的准确定位。

⑩ 怎样了解毒麻药物的放置、数目与清点？

答：在医院，毒麻类药品是受严格管控的。这类药品既是一种药品，也是一种毒品，如果管理不善，外泄流失，就会直接造成对人群、对社会的危害。因此，此类药品均需放置在保险箱里存放保管，保险箱的钥匙不能离身。护士每一个班次都要进行严格的查对、登记、签字并进行二人交接班。实习生也经常会遇到清点登记交接毒麻类药品的工作，要想做好这项工作，需要了解毒麻药的管理制度和交接班的制度及意义，还要了解它的放置地点、数量、剂量、浓度、用药、登记、签字、保管等情况，确保此类药物准确、安全、在位。

⑪ 怎样了解护士站物品的放置？

答：护士站是护士工作岗位的独立标志；是护士观察、监测、了解病人病情变化、抢救病人生命的指挥中心；是护士与病人、医生、家属流畅对话的开放式平台；是护士处理医嘱、接听各种信息的工作地点；是护士以特有的微笑，迎来送往诸多病人的地方；也是存储护理工作用物的地方。可见，护士站的各项功能是多么齐全和重要。作为实习生，要尽快了解熟悉护士站物品的放置，否则就无法进行工作。比如：新病人入院需要测量 T、P、R、Bp，而体温计、血压计、听诊器就在护士站的某一个位置，你不知晓，就没办法给病人进行测量。还有各种护理表格、医疗单据每天都要填写使用，找不到就会影响工作的进程。再有护士站的对讲系统、床号显示系统、门禁系统都要了解掌握，不会操作就会造成工作的延误。总之，牢记四勤：勤问、勤学、勤写、勤背诵，会加速你对护士站物品放置的印象。

⑫ 怎样了解每一个床位病人的床号？姓名？性别？年龄？病情？诊断？治疗？护理等级？

答：病人在住院期间，为了使护士及时快捷地掌握病人的情况与信息，使护士准确无误的对病人进行护理与治疗，使病人得到及时的观察与巡视，要求护理人员必须知晓病人的七个知道。这七知道的内容很好记：床号、姓名、性别、年龄、诊断、病情、治疗、护理；也好理解。但是，如果把病房的每一个病人的七知道全部都记住，就很困难。所以，临床检查要求以一级护理重症病人的七知道为重点检查对象。七知道内容中的记忆难点是病情和治疗，这两项内容的知晓需要深入病房，走到床前，亲自观察、询问病人才能得到第一手资料，才能留下深刻记忆。还有一种间接的方法，就是每天浏览一下病人病历的病程记录，治疗检查，等级更改，也会加深对病人情况的了解。

⑬ 什么是长期医嘱？什么是短期医嘱？

答：实习生到了临床科室，很好奇医生开出的医嘱，医嘱为什么有长期短期之分？护士如何处理医生开出的医嘱？各种治疗单如何打印？如何落实？如何执行？这系列的问题时常萦绕在他们的头脑之中。那么，首先应该知道处理执行医嘱的这个班次叫主管班，上主管班的护士，工作的内容就是准确地执行各项医嘱。医嘱又分长期和短期两种，其中长期医嘱是医生根据病人的病情，开出的需要长期执行的一系列医嘱。如果医生不开停止，会一直持续进行用药护理治疗。长期医嘱需要护士分类处理到不同的服药本、输液本、小治疗本上去，经二人查对后方可执行医嘱。短期医嘱也叫临时医嘱，就是开出的医嘱需要护士马上立即执行，时间不得超过二十四小时。执行短期医嘱时，同样必须进行三查七对，查对正确后方可执行，执行后立即打钩签字。实习生到临床工作，需要及时了解，逐渐掌握长短期医嘱的意义、内容及执行处理过程中的各项程序。

⓮ 危重病人交接班记录内容是什么？

答：在实习中，经常会遇到危重病人的抢救，作为一名护理实习生，要学会准确地记录危重病人抢救、用药、检查、化验结果、症状、体征、病情变化、护理等详细情况。同时，要知道危重病人交接班的记录内容。因为，在病房危重病人是科室救治观察的重点，如实准确的记录，体现的是生命与救治的客观反映。作为一名护理新人，要深刻思考这种关系的意义，才能自觉自愿地履行自己的职责，做好细致的观察。

危重病人交接班记录内容如下：记录准确时间、生命体征、病情变化、用药情况、护理操作、皮肤情况、翻身时间、各种检查、各项会诊、各项生活护理以及病人的出入量等。

⓯ 怎样了解每日一线值班医生的姓名？电话？值班地点？

答：了解熟记每日一线值班医生的姓名、电话、值班地点对于每一个护士来说，是非常必要的，特别是上夜班的护士。在病房，医生与护士是密不可分，相互配合，共同作战的关系。一旦遇到危重病人的抢救，你不知道是哪位医生值班，不知道他的电话，不知道他值班地点的位置，就会直接影响病人的救治时间，救治速度。所以，看似简单的事情，在我们日常的护理工作中就是重要的细节。护士要养成每天上班一定要问询值班医生是谁？并记录手机号码，要看公示栏，那上面有值班医生的信息。可见，实习就是这样一点一滴地积累工作经验，有的时候，细节就决定了事情的成败。

⑯ 怎样了解查对制度的内容？

答：目前护理查对的制度有两项最具体、最贴近我们的护理工作。一项是二人查对制度；一项是三查七对制度。二人查对相对是指有二人以上在位的护理人员，在执行医嘱前，在为病人做治疗前均要进行认真的核对。三查七对相对指的是只有一人在位的护理人员，在执行医嘱前，为病人做治疗前均要进行三查，七对。三查内容：操作前查对；操作中查对；操作后查对。七对内容：对床号、对姓名、对药名、对剂量、对浓度、对用法、对时间。现在还有在七对的基础上加对病历号、对病人的腕带等内容。总之，出发点是为了保障医疗护理的安全，保障病人的生命安全。

⑰ 怎样了解各种班次的工作程序？

答：各医院的护理班次基本上是大同小异，有三班倒或两班倒的。班次的名称很好理解，如：主管班、治疗班、临床班、责任班、8~4班、小夜班、大夜班、后勤班、早晚班等等。我们要了解的是这些班次的工作职责、工作内容和工作程序。什么是工作程序呢？就是在单位时间里要具体实施的各项细则的工作。举例：治疗班的工作程序如下：

8：00-9：30核对当日全部液体及注射药，配第一、二批液体，检查清点冰箱各类物品、药品，查看交班本，检查高危药品、清点急救车。检查药品及一次性物品有无过期或破损，清点治疗室内基数药品数量，检查换药室外用药、消毒物品有无过期。

9：30-10：00打扫治疗室及换药室卫生，清洗晾晒止血带，持针器，完成每日重点工作，协助更换液体及配液体。

10：00-11：00与主管班校对口服药医嘱，到药房取急需药品。

11：00-12：00与药房交接药品箱，查对临时医嘱，摆放临时注射针剂及口服药，并与责任班核对；查输液本摆放当日长期下午及晚间药品，补充治疗车、治疗盘药品。

12：00-14：00休息。

14：00-16：00与主管核对中午长期、临时医嘱及治疗，到药房取下午药品，协助责任班更换液体，将部分液体拆包装备用，网上预约液体、消毒物品及一次性物品。

16：00-17：20与主管核对中午及下午长期、临时医嘱，给停医嘱病人退药，与保洁员清点回收垃圾登记表并签字。整理输液、清洗液体筐、口服药杯等。

17：20-17：30整理治疗室、换药室卫生，补充治疗车、治疗盘物品。

17：30-18：00与小夜班交接医嘱相关药品请领情况，下班。

🔟 怎样了解病房的各种电源开关在哪里？

答：为什么要提出这个问题，原因是在临床工作中大家都容易忽视它，不了解它，特别是刚下科室的实习生更不了解它的重要性。病房的照明设施有三种：一种是天花板上的照明灯，一种是病人的床头灯，一种是夜间用的地灯。这三种灯在病房有不同的用处和功能。天花板上的照明灯一般用于整体房间的照明，夜间都要关闭；病人床头的照明灯一般用于单个病人的急用照明；地灯是夜间病房开启的照明灯，方便病人起夜，一般光线较暗。如果你不了解这三种灯的用途和它的开关，在夜间，查房、给病人服时间药、病人如厕，错开电源开关，不但给病人造成不必要的刺激，还会影响病人的休息和睡眠，也会影响医院的服务质量。

⑲ 为什么要知道各种液体的名称和浓度？

答：临床治疗，用于静脉输液的液体有很多种，每种液体都有它的名称和浓度。液体的种类有葡萄糖溶液：5%、10%；生理盐水溶液：0.9%；与血浆渗透压作参照对比，又分为高渗、等渗、低渗三种溶液。那么渗透压的概念是：溶液所具有的吸引和保留水分子的能力。血浆渗透压又有晶体渗透压和胶体渗透压之分。高渗溶液是指比血浆渗透压高的溶液，等渗溶液是指与血浆渗透压相等的溶液，低渗溶液是指比血浆渗透压低的溶液。临床常用的配药溶液有：5%GS，10%GS，0.9%生理盐水。

⑳ 怎样了解各类常用药品的名称？剂量？用法？时间？

答：在实习中，我们会遇到一个班次称为药疗班，这个班主要的工作就是负责请领病人所有的治疗药品，并配置下发到每一个病人。这些药品有的是口服药，多为片剂类；有的是静脉用药，多为水剂或粉剂类。在众多类药品中需要护士记忆这些药品的名称、剂量、用法、用药时间、作用、副作用、禁忌证等等。

例：头孢氨苄 0.25g 静滴，2 次 / 日，抗革兰氏阴性杆菌，治疗各类感染性疾病，有皮肤瘙痒，起荨麻疹等不良反应，青霉素过敏者禁用。对于一名初学者，要一时间记住所有的药品也是不可能的，需要熟能生巧，循序渐进，反复记忆才能进入工作状态。

八、适应工作第一步

① 实习生如何转变角色？

答：由一名医学院的学生，迈入医院的大门，成为一名临床的护理实习生，需要一个角色的转变过程。所有实习生在经历过实习之后，都会由困惑到不困惑，由不适应到适应，由一个学生的角色转变成一个准护士的角色。这种巨大的变化，是实习生角色转变的一种正向成长，是实习生近一年代价的付出，是实习生辛勤流淌的汗水析出的结晶，是实习生追求的梦想之果。

转变的三重奏：

（1）外表的转变：礼仪礼节的训练，行为姿态的训练，先从外表上让实习生接受了一个外在的、强化的、被动变主动的转变，初为一群美丽的天使。

（2）内心的变化：进入临床，亲力亲为的服务，病人生命的流逝，工作现实的艰辛，内心深刻的触动，让实习生的心灵受到了极大的震撼。这促使他们的内心发生了质的变化，促使他们思考过去没有想过的生与死的问题，也促使他们开始释放心中积蓄已久的爱。她们从护理病人的过程中，懂得了生命的意义，懂得了自己未来肩上的责任，懂得了做一名护士的真谛。

（3）内外结合的统一：优美轻柔的外在之美，与懂得了爱的内在之美，自然而然的和谐结合，就是实习生最自然、最清新、最美的现代角色。

❷ 怎样树立当一名护士的信念?

答：相信从你考入护理学院的时候，你就已经有立志当一名护士的信念了。学院的老师在教授护理知识的同时，也在传播着当一名护士应该树立的坚定理想和坚定信念。护士这个职业是一个渊源的职业，也是一个白金的职业，只要有医院，就一定会有护士；只要有病人，就一定会有护士；只要有医生，就一定会有护士。因为，这是一项救死扶伤的职业，是一项为病人解除病痛的职业，也是一项神圣而伟大的事业。在树立信念的同时，也要看到从事护理工作的艰辛和不易。护士是生与死的见证者，是脑力与体力结合的践行者，更是平凡与伟大的授勋者。有志于走这条护理之路的年轻人，赶快树立起你的信念吧！

❸ 为什么要提前阅读了解与实习有关的书籍和信息?

答：我们常说机会是给那些有准备的人的。为什么？因为准备的目的，就是为了时刻抓住有利的机会。作为即将实习的你，在实习前应该提前阅读一些与实习相关的书籍，在电脑上查询一些与实习相关的内容，还可以咨询已经实习过的校友学姐学长，尽可能多地了解掌握一些实习的信息。这种先入为主的好处是，在心理上提前做好实习的预备，同时在物质上做好实习的准备。以免造成不必要的心理压力和仓促匆忙的物质准备。

❹ 实习生如何消除下科前的紧张心理?

答：经过医院短暂的岗前培训，把每一个实习的学生送到临床科室实习，这个过程简称下科。我们做过一个小小的调查，173 人受试。当宣布每个学生所到科室时，98% 的人会感到紧张；99% 的人会手心出汗；99% 的人会担心自己能不能适应科室的工作。这是下科前，实习生的紧张心理所致身体的一种应激性反应。如何应对消除这种紧张的心理反应，使每一个实习生坦然的应对这种紧张的心情。

（1）放松自己，连续做十次深呼吸，可以缓解这种紧张的情绪；

（2）调整自己，和同学说一些愉快的事情或幽默的笑话，可以消除暂时的紧张；

（3）鼓励自己，在心里告诉自己，你行！你一定能行！

⑤ 实习生为何要听从带教老师的指令？

答：到了临床工作，护士长会代表科室表示欢迎你的到来。之后，会让教学组长或亲自为你们介绍科室的概况，同时会分配你的带教老师。一般带教分两种情况，一种是跟班不跟人；一种是跟人不跟班。解释起来就是，带教的老师不固定一个人，哪个老师上这个班次，你就跟着哪个老师；再一种情况是带教的老师固定一个人，他上什么班次，你就上什么班次。前一种的优点是，接触的老师多，可以博众彩之长。后一种的优点是从一而终，老师对你专一负责。总之，无论是哪种带教形式，你实习的第一步，是从带教老师向你发出的第一个指令开始的。

⑥ 实习为何要先从病人的生活护理做起？

答：我们的实习生刚下科室，只想去打针，去输液。认为，实习就是学技术性的操作，不屑于做生活护理，这完全是对实习工作的一种错误的理解和想法。作为一名实习生，在刚刚进入临床实习的时候，首先要从病人的生活护理做起。那么生活护理的内容有哪些呢？喂饭喂水，清洁口腔，洗头洗脚，翻身叩背，整理床铺，更换床单，冲洗会阴等等，凡是与病人生活密切相关的护理都是生活护理的内容。只有从这些最基本、最需求、最简单的生活护理做起，你才会了解病人的痛楚，了解护士的平凡，了解生命的意义。进而，了解你所从事的护理工作的责任感和使命感，这也是为什么实习工作先从病人的生活护理做起的原因和意义。

❼ 为病人铺床时要注意什么？

答：铺床属于基础护理技术操作中的一项内容，这项内容与我们普通的家庭铺床有着很大的区分。护理铺床法大致分为四种：备用床、暂空床、麻醉床、卧床病人更换床单。这些铺床的方法都有详细具体的程序、标准、示教和注意事项的要求。一名实习护士要想通过这项操作考核，不经过一周的时间是很难达标通过的，需要反复多次的练习。

举例：卧床病人更换床单法。在进行此项操作时要注意如下几点：

（1）病人头颈部的保护。

（2）挪移病人方法的掌握。

（3）铺床中防止病人坠床。

（4）病人生命体征的及时观察。

（5）注意病人保暖。

（6）大单、中单、橡皮中单平整无皱褶，防压伤。

（7）注意中线正，四角紧。

（8）掌握正确的五步铺角法。

❽ 做无菌技术操作时要注意什么？

答：无菌操作同样是护士最基础，最常用，最能体现护士专业水平的一项技术操作。临床护士在做任何的一项操作时，都能涉及到此项技术，所以说它是最基础最常用的一项技术操作。无菌技术还涵盖了下列操作内容：无菌钳、无菌包、无菌盘、无菌手套等。这几项操作有一定的难度，需要经过刻苦的练习才能全面掌握。无菌技术操作要注意如下几点：

（1）凡是污染的物品，必须重新灭菌后方可使用。

（2）取出的无菌物品未用，也不可再放回无菌容器内。

（3）无菌钳及容器每周消毒二次。

（4）已打开的无菌包必须注明开包日期和时间，保存时间为二十四小时。

（5）无菌治疗盘使用时间不得超过四小时。

（6）无菌操作时，不可穿越无菌区。

（7）无菌手套一旦发现破损，必须立即更换。

（8）一套无菌物品，只能一个病人使用，不能二人共同使用。

⑨ 为病人测量生命体征时要注意什么？

答：生命体征包含：体温、脉搏、呼吸、血压。这四项内容是人身体活动重要的客观指征，也是人体生命体征存在的一种客观反映。临床上，护士对于病人生命体征的测量是一项重中之重的专业技能之一，对于监测病人的病情变化有着重要的意义，要求每一位操作者必须按照程序，为病人进行标准规范，清晰准确的测量。实习生进入科室工作，首当其冲的是要掌握此项工作的操作程序；了解每一项生命体征的概念和它的意义；了解每一项生命体征测量的环节和关键点；知晓操作中的注意事项；记录生命体征的标准数值。做到：方法正确，操作准确，数字精确。要想做到这些，必须真诚虚心的请教，细致入微的琢磨，反复多次的练习，才能掌握这项专业的技术操作，才能赢得病人的信任，才能进入实习的环节。

⑩ 实习生如何学习处理医嘱？

答：医嘱是临床医生在医疗活动中根据病人的病情，下达的一系列治疗、护理、用药的医学指令。作为实习生先要搞明白医嘱分哪几类？医嘱的有效时间？医嘱的特殊情况处理？才能在带教老师的指导下，入手了解医嘱的处理程序。

医嘱又分长期医嘱，临时医嘱和备用医嘱三种。长期医嘱指有效时间在 24 小时以上的医嘱。临时医嘱指有效时间在 24 小时以内的医嘱，一般只执行一次。备用医嘱，只在必要时执行。护士一般不执行口头医嘱，在抢救过程中医生下达口头医嘱时，护士应复述一遍执行。之后，立即进行医嘱补记。

主管护士（办公室护士）的工作，就是把医嘱进行分门别类的处理、执行、书写并记录。

（1）长期医嘱的处理：护士把不同病人的不同治疗、不同护理、不同饮食按医嘱开出的时间内容和用法，依次保存、打印或抄录到各类治疗单（执行单）上，并打红钩签全名及执行时间。经二人查对后，方可对病人实施具体的服药、注射、护理和饮食。之后，再将医嘱保存或转抄到长期医嘱记录单上，打蓝钩并签全名及执行时间。治疗本又分：输液本、服药本、注射本、小治疗本等类别。

（2）临时医嘱的处理：主管护士把临时医嘱保存或转抄到临时医嘱记录单上，同样打蓝钩并签全名及执行时间。临时医嘱的具体执行，是由不同班次的护士完成之后，打铅笔钩并签全名及执行时间。

作为实习生一般不具备独立处理医嘱的能力，先要熟悉各种各样的治疗单；再熟悉医嘱本开出的内容；然后熟悉处理医嘱的方法，这需要长时间不断地接触、实践、学习才能慢慢地掌握。从熟悉到掌握是一个循序渐进的过程，这个过程也是一个学习本领的过程，一定不能因为遇到困难而止步不前。

⑪ 实习生怎样学习取药？

答：实习生到临床做的最多的工作，就是帮助老师到中心药房去提取各类口服药品和静脉输液注射类药品。能把药品完好如初地按时、按量、按数取回来，也不是一件不容易做好的事情。首先遇到的困难是不知道药房的位置；其次是不了解药房的工作程序；三是不熟悉药品的名称、性能、剂量和浓度。这些不知道、不了解、不熟悉就会给你造成很大的困难和阻力，应对的方法既简单也复杂。简单，是因为这只是一项跑腿的事情，只要不怕累，就能把药品拿回去。复杂，因为你的不知道会耽误病人的用药时间或抢救；你的不了解会与药房的工作人员发生不愉快；你的不熟悉会导致拿错了药品的剂量和数目。所以，潜下心来学习你不知道、不了解、不熟悉的事情，就是一条最好的捷径。

⑫ 实习生怎样学习配液？

答：病人每日输液治疗，需要配制各种药液，配制药液是每一个护士必不可少的一项重要的无菌操作。实习生入科后，也会在带教老师地指导下配制药液。那么，我们首先要了解配液的几个要点：

（1）操作之前，洗手戴口罩是第一步。

（2）三查七对是最关键的一步。

（3）无菌观念是最重要的一步。

（4）记清溶液的浓度、名称、剂量。例：5%GS（葡萄糖）250ml。

（5）查看所配药品的名称、剂量、用法及输入时间。例：头孢氨苄 0.5gVD，2/日。

（6）按配液的程序进行操作。

在配液的程序中，要注意以下几点：

（1）注意检查溶液的失效期，检查瓶口有无松动，检查瓶体有无裂痕。

（2）在翻转溶液瓶体对光检查时，注意溶液有无浑浊、沉淀、絮状物，以确保质量。

（3）注意将病人的姓名、床号准确写于瓶签上，并进行查对。

（4）注意检查一次性注射器的质量及有效期。

（5）去除铝盖后，用2%的安尔碘棉签顺时针消毒瓶盖中心两遍，注意防止污染。

（6）注意按医嘱加药。

⑬ 实习生怎样学习静脉输液？

答：静脉输液，是每一个做护士的基本功。一个护士如果不会输液，就等于一个士兵不会开枪。所以，对于实习生来说，在实习期间，一定要苦练基本功，尽快掌握这门技术，继而达到熟练专业的程度。

怎样尽快地学会输液呢？三个字：学、看、练。

学什么？学习输液的每一步操作程序。从仪表要求开始，到准备用物、检查药液、抽吸药液、二人查对、病人准备、床旁挂液、排气消毒、扎止血带、进针穿刺、固定针头、调节滴数、再次查对、安慰病人、收拾用物、记录观察、液毕拔针。这些都是输液全过程的要点，其中每一个要点还有许多更具体的细节，需要学生熟记背诵理解直至掌握。

看什么？看老师在示范过程中的每一个步骤，每一个动作，每一个节点，每一个要领。同时，在观看的过程中要记忆、模仿、交流、提问，还可以用手机录像，以加深印象，重复观看。

练什么？孔子说："学而实习之，温故而知新。"练习是一种重复性的劳动，它需要体力上的付出，也需要脑力上的思考。如果只是体力上的盲目付出，没有脑力上的研究思考，那是练不出成绩来的，一定要学用结合。如果把学、看、练掌握了，那你也就学会了静脉输液这项基本功。

⑭ 实习生怎样学习查对方法?

答：在校时，我们就听到老师讲解过查对制度，特别是最常用、最基本的三查七对制度，对每位实习学生来说更是耳熟能详了。但是，到了临床实习，能把三查七对做好做对就不那么容易了。我们先要复习一下查对制度的内容。三查：指操作前查对，操作中查对，操作后查对。七对：指查对床号、姓名、药名、浓度、剂量、时间、用法。为什么要这样进行认真仔细的查对？为什么在所有护理操作前中后三个阶段都要进行查对？为什么还要进行二人查对？班班查对？好好地加以思考，这一切都是为了生命的救治。在临床工作中，查对经常容易忽视的问题有如下几点：

（1）治疗中，容易忘记操作中、操作后的查对。

（2）姓名遇到同音不同字，会出现查对的疏漏。

（3）病人床号更换，护士形成固有的床号信息，会造成误查。

（4）药名有一字之差，会看走眼。

（5）溶液的标签相似，会错拿。

（6）次数的误区，VD 1 次，会误看成 2 次。

（7）剂量的误区，1.0g，会误当成 1mg。

以上这些问题都要引起我们的重视，严格执行三查，七对，不能例行公事，不能马虎大意。否则，就会酿成大错，危及病人的生命，想一想，还能有什么比生命更宝贵的东西呢？

⑮ 实习生怎样学习与医生的急救配合?

答：急救的配合，应该是护士与医生最默契的配合，他们共同的责任和目标就是挽救病人的生命。在这个配合中，医护要齐心协力，争分夺秒，向速度要时间，向时间要生命。可想而知，急救时那种气氛是多么紧急、紧张、紧迫。可以说，没有一定的资历，没有丰富的阅历，没有抢救的经验，是很难与医生配合好抢救的。所以，对于一名初学者来说，不断地学习、经历、总结、提高、再学习，才能掌握这门既简单，又深奥；既惊心动魄，又常态平凡的工作。具体地说，急救是指病人发生了紧急的生命危险，需要及时的救治，由于病情的不同，救治的方法也不同。有些病人是大出血引起的出血性休克，需要及时的补充血容量、及时的止血；有些病人是急性心肌梗死、心搏骤停，需要心肺复苏，仪器除颤；有些病人是呼吸衰竭、呼吸停止，需要插管，需要使用呼吸机。作为护士在抢救过程中，应该与医生配合好抢救。比如：立即测量生命体征；立即通知医生到位；立即把急救车、急救器材推到急救现场；立即开通静脉输液通道；立即进行心肺复苏术；立即进行抽血配置血型；立即给病人进行吸氧，还有许多的立即需要护士来完成。对于实习生来说，这些立即，就是你要学习和掌握的内容，在经历了多次这样的抢救之后，你配合医生急救的能力会得到很大的提高。但是，记住一点，一定是在带教老师地指导下进行力所能及的急救。

⑯ 什么是压疮？

答：压疮是由于局部组织长期受压，血液循环障碍，产生持续性缺血、缺氧、造成营养不良而致组织溃烂坏死。所以，在临床初次护理久病卧床的病人时，一定要注意压疮的预防。因为，一旦发生压疮就会增加病人的痛苦，严重者还会引起全身感染，危及病人的生命。作为实习生，更想知道的是如何预防压疮这个护理问题。首先，要了解哪些原因会造成压疮，才可以有的放矢的做好预防措施。

（1）病人自身原因：长期卧床，长久坐位，长期的营养不良。

（2）物理力学原因：产生的压力、摩擦力、剪切力三种力所致。鉴于以上原因所致，在护理过程中要有效地避免病人局部长久受压，做到六勤即可。

⑰ 压疮的好发部位在哪里？

答：压疮好发于不同的受压部位和缺乏脂肪组织保护的部位，无肌肉组织包裹及骨隆突处。

（1）仰卧位：枕骨隆突、肩胛部、肘关节、脊椎体隆突处、骶尾部、足跟部。

（2）坐位：坐骨结节、肩胛骨、足跟。

（3）侧卧位：耳廓、肩峰、肘部、肋骨、髋骨、股骨粗隆、膝关节内外侧、内外踝。

（4）俯卧位：额部、下颌部、肩峰、髂前上棘、膝前部、脚趾。

⑱ 压疮的分期及临床表现有哪些？

答：压疮共分四期。

（1）淤血红润期为Ⅰ期：局部皮肤表现为红、肿、热、麻木、触痛，是压疮的早期，去除原因，可阻止其继续发展。

（2）炎性浸润期为Ⅱ期：局部皮肤在原有基础上变为紫红色、皮下有硬结、疼痛加剧、皮肤变薄、可有水疱形成。

（3）浅度溃疡期为Ⅲ期：局部表现为表皮水疱破裂，创面有黄色液体渗出，感染后可有脓液，造成浅层组织坏死，形成溃疡。

（4）坏死溃疡期为Ⅳ期：局部变成黑色，脓性分泌物增多，有异味，为压疮的严重期，可引起败血症，危及病人生命。

⑲ 你知道四轻、四勤、六勤的内容吗?

答:四轻是指:说话轻、走路轻、开关门窗轻、一切操作轻。四轻总结了护士在临床护理过程中的行为要求和动作要求。它突出的是一个"轻"字,贯穿的是一个"行"字,概括的是一个"静"字。病房是病人休息治疗的地方,休息需要一个良好的环境,休息本身就是一种治疗。四轻,是对医护人员行为动作的一种规范要求,而轻的目的,是为了保持病房的安静,减少不必要的噪音,保障病人静养的环境和良好的睡眠环境。

四勤是指:眼勤、嘴勤、手勤、腿勤。勤是什么? 勤在字典里的解释有多种意思。一是尽力多做或不断地做;二是次数多,经常的意思;三是在规定时间内的工作或劳动。对于众多的实习生来说,要想成为一名合格的护士,勤快多做,勤学好问,勤勉努力,是一条必不可少的途径。

六勤是指:勤观察、勤翻身、勤按摩、勤擦洗、勤整理、勤更换。这是众多的护士在临床护理工作中积累起来的预防压疮的工作经验。值得我们初学者好好的借鉴,深深的体会,牢牢的把握。

⑳ 病人的基本饮食包括哪几种?

答:基本饮食是根据食物质地不同而划分,适用于一般病人不同的需求。有:普通饮食(普食)、软质饮食(软食)、半流质饮食(半流)、流质饮食(全流)。

㉑ 病人的治疗饮食包括哪几种?

答:治疗饮食是在基本饮食的基础上,根据病人的病情医嘱给予的治疗性饮食。有:高热量饮食、高蛋白饮食、低蛋白饮食、低脂肪饮食、低盐饮食、无盐低钠饮食、低胆固醇饮食、高纤维素饮食。

㉒ 病人的试验饮食包括哪几种?

答：试验饮食又称诊断饮食。是在规定的时间内，对饮食内容提出的特殊要求，以达到疾病的诊断和检验结果的准确性的特殊饮食。有：潜血试验饮食、胆囊造影饮食、肌酐试验饮食、尿浓缩功能试验饮食、甲状腺 ^{131}I 试验饮食。

㉓ 临床常用标本采集技术包含哪几项?

答：一般包含五项。
（1）血液标本采集。
（2）尿液标本采集。
（3）便标本采集。
（4）痰标本采集。
（5）咽拭子标本采集。

㉔ 血液标本分为哪几种?

答：一般分为四种。
（1）静脉全血标本。
（2）静脉血清标本。
（3）静脉血培养标本。
（4）动脉血标本，血气分析。

㉕ 尿标本分为哪几种?

答：一般分为三种。

（1）尿常规标本。

（2）12 小时尿标本及 24 小时尿标本。

（3）尿培养标本。含：导尿法、中段尿留取法两种。

❷❻ 便标本分为哪几种？

答：一般分为四种。

（1）常规标本。

（2）隐血标本。

（3）寄生虫及虫卵标本。

（4）培养标本。

❷❼ 痰标本分为哪几种？

答：一般分为三种。

（1）常规标本。

（2）24 小时标本。

（3）培养标本。

❷❽ 病人入院如何接待？

答：对于新入院的病人如何做好接待准备，如何让病人尽快熟悉病房的环境，如何让病人感到接待满意。需要按入院护理程序去执行。

（1）病人用物准备：床单位、暖水瓶、漱口杯等。

（2）热情为病人进行自我介绍；介绍护士长；介绍主管医生；介绍病区的环境；介绍医院对病人的各项规定要求；介绍留取化验标本放置的地方；介绍病人的床位，并帮助病人把所带物品放置完好。

（3）为病人测量生命体征，并如实记录。

（4）通知医生，开出医嘱，按医嘱进行饮食、治疗和护理。

（5）填写各种护理表格，将床头卡、等级护理标志、饮食标志插入床头夹内，帮助病人戴上腕带。

（6）对病人进行入院评估，给出护理诊断，制订护理计划。

（7）进行初期的健康卫生宣教，与病人进行良好的沟通交流。

㉙　你知道分级护理的内容吗?

答：分级护理是医生根据病人病情的轻重缓急以及病人自理能力的情况评估，下达的"等级护理"医嘱。具体分四级：

（1）特级护理（床头卡为红色标志）病人病情危重，需要随时观察，随时进行抢救的病人。需要安排 24 小时专人特别护理，并记特护记录。

（2）一级护理（床头卡为红色标志）病人病情危重，需要绝对卧床的病人。护士每 15~30 分钟巡视观察病人一次，并随时记录病人的病情变化。

（3）二级护理（床头卡为绿色标志）病人病情较重，生活不能自理的病人。护士每 1~2 小时巡视病人一次，协助必要的生活护理。

（4）三级护理（床头卡为黄色或无色标志）病人病情较轻，生活基本可以自理的病人。护士每 3 小时巡视病人一次。

㉚　出院病人如何送走?

答：病人出院，对于他们来说是一件渴望的事情，作为护士的你更要高兴的欢送他们出院。出院要为病人做哪些事情，你心里一定要清楚明白。

（1）提前通知病人及家属，做好出院的心理准备和结算准备。

（2）指导病人家属办理出院手续。

（3）告知病人出院后的相关事项：要交代病人按时服药，按时复查，随时就诊。

（4）要把病人送至电梯，挥手道别，切忌说"再见"两个字。

（5）开窗通风，清理、擦洗、更换、消毒病人的床单位，为新病人的到来做好准备。

（6）做好交班记录。

九、实习手册填写

❶ 什么是实习手册?

答：实习手册，是实习生在实习过程中思想、工作、学习、考核、考勤、鉴定、总结等诸方面的一个真实记录；实习手册，是培养和检验实习生在临床思维能力、分析能力、独立工作能力的评价内容之一；实习手册，是指导实习生如期执行实习计划、准确记录操作频次、有效质控教学质量，完成情况的指标之一；实习手册，也是实习生在医院实习阶段的个人档案材料之一。

❷ 第一轮实习手册的填写内容有哪些?

答：轮转第一个科室，实习手册就要开始填写了。把第一个科室的实习手册写好，会为以后的实习手册书写打下一个良好的基础。许多实习生在书写实习手册时，不知如何下手，有很多困惑，甚至不知如何填写。其实，各个学校的实习手册内容基本上没有什么大的差异。大致分如下几类：

（1）考勤情况，病事假统计。

（2）业务学习、护理查房、授课内容统计。

（3）基础护理操作、专科护理操作登记次数。

（4）专科常见病、多发病的临床观察及护理情况登记。

（5）教学考核。

（6）带教科室对实习生的效果评价。

以上这些内容，需要实习生及带教老师，认真逐项的填写齐全，不能遗漏、涂改或冒写。

❸ 最后一轮实习手册的填写内容有哪些？

答：最后一轮的轮转，也是实习即将结束的前夕。此轮在填写实习手册的时候，除了已经熟悉常规填写的内容之外，还有几项不同的内容：

（1）毕业实习鉴定表。本人应该本着公正、客观、求实的态度来认真地书写好自我鉴定。因为，这个鉴定也是实习结束后的一个自我评价。优点充分的肯定，不足也要找准，便于今后改进。

（2）获奖情况的填写。在实习期间荣获"优秀实习生"，荣获"技能比赛奖"等，可以反映出实习医院对你的认可和奖励。

（3）实习队长的鉴定。

（4）实习医院的鉴定。

以上这些内容，都是填写实习手册非常重要的内容，一定要重视。

❹ 什么叫护理教学查房？

答：护理教学查房是一种业务查房。是对专科病人的身心病护进行的一次全面系统的教学讨论，由全体护士参加，一位护师主讲。一般先介绍病人的病情状况，目前治疗，护理问题，护理措施。其次，根据病人的整体情况，提出存在问题，大家进行发言讨论。目的是不断提高护士对专科疾病的认识和了解，不断提高护理专业的理论水平和专科的护理质量，不断提高护士的技术操作能力和应对能力。同时，对于护理计划的实施情况进行不断的完善，提出新的护理问题和新的护理措施，进而达到良好的评价效果。

❺ 参加护理教学查房时如何提问?

答:作为一名实习生,参加科室组织的护理教学查房时,要抓住机会,敢于提出问题,敢于回答问题。只有这样,才能对专科疾病的症状、体征、病情、治疗、护理有深刻的印象和清晰的了解,才能巩固自己所学的专业知识,为今后的工作打下一个良好的专业基础。提问题,就是把自己在临床实习中还没有弄懂的知识,没有掌握的技能,没有了解的疾病,作为护理问题提出来,与老师们一起讨论,一起学习,最后得到一个相对标准的答案。这个过程就是一个求知的过程,一个探讨的过程,一个夯实专业基础的过程。

❻ 什么是科室专题小讲课的内容?

答:到临床实习,科室会安排高年资的老师进行专科的讲课。讲课对授课者来说,是一种知识的传授,是一种能力的体现,也是护理教学的一项任务。讲课对于听课者来说,是一种知识的聆听,是一种自身的受益,更是教学相长的一个动力。讲课的内容大致为:

(1)专科常见病、多发病的病因、病理、症状、体征、诊断、检查、治疗、护理。

(2)新技术、新业务的开展。

(3)危重病的诊断、护理、治疗等。

科室的这些专题讲课的题目、内容、次数、时间也是要记录到实习手册中的。

❼ 实习手册护理操作次数如何统计?

答:在实习手册中,有一项护理操作统计,主要统计的是操作次数。目的是了解实习生在实习过程中所做的护理操作的频次，是量变到质变的一个检验过程；也是督导实习生加强护理实践的一个手段；更是实习生完成技术操作的一个实践记录。因此，一定要认真的统计。在每做完一项护理操作时，就要如实记录。这个记录也可以在自备的笔记本上记录，这样方便统计，在结束实习的时候，一并抄录到实习手册上；也可以直接记录到实习手册的操作项目栏内；两种方法均可使用。此项统计，要得到带教老师的认可。

❽ 实习手册考勤如何统计？

答：在实习手册的内容中，有一项出勤登记，内容涵括：是否全勤，病假，事假，加班等统计。在实习过程中，实习生时常会遇到自己生病、回校考试、亲人病危等情况。提醒注意的是：生病一定要持医生开出的病假条请假；考试要持学校的有效证明方可请假；事假按学校规定执行；未办理病事假缺勤不上班者，按旷工处理。考勤是为了保证实习生在实习过程中的实习时间，也是考核实习生出勤情况的一项重要内容，应该如实登记书写，并有带教老师的签字为准。

❾ 实习手册如何保管？

答：实习手册的保管在实习工作中非常重要。因为，实习手册是实习生在实习期间实习情况的真实记录，它涵盖了实习全程的教学、计划、质量、标准、考核、目标、管理诸方面的内容，它也是进入个人档案的内容之一。因此，作为一名实习生必须认真的、妥善的、仔细的进行保管。实习前期，学校已经将实习手册下发到了每人手中，保证人手一册，一旦遗失很难补回。进入医院，实习手册更彰显出它的重要性。实习生每轮转一个科室，就要按要求如实填写各项内容，特别重要的是教学考试成绩和老师的评价签字，如果丢失，也是很难补回。

保存的方法：一是思想重视，不可懈怠。二是放在宿舍妥善保管，不随便乱丢乱放。三是实习每结束一个科室，及时把手册交给带教老师进行考核评语的填写，并及时拿回。四是防止他人带交或转交，那样很容易丢失。

⑩ 实习手册遗失后怎么办?

答：实习手册一旦遗失，要尽快向学校报告，申请补发。如果学校补发不了，还有一个小窍门，就是借助同校同学的实习手册修订复制一本，以解燃眉之急。再有要继续寻找自己丢失的实习手册，不要轻易放弃，最终会有可能找回。

十、实习出科注意事项

❶ 实习生出科室要注意什么？

答：要出科了，一定要静下心来仔细地想一想，还有什么事情没有做完？还有什么事情需要交接？还有什么物品没有归还？还有哪些专科的操作没有做过？还有哪些实习手册的内容没有填写？哪位老师还没有签字？等等这些问题都是我们在出科前要考虑，要应对，要去落实的具体事情。总的原则：不要拖泥带水，要水落石出；不要顾此失彼，要兼收并进；不要糊糊涂涂，要明明白白。

❷ 出科前怎样与其他实习生开个小会？

答：在同一个科室实习的同学，在结束一个科室实习的时候，应该一起开一个小会。会的内容是交流所学，找出不足，小结工作，征求意见。会的好处是轻松交流，畅所欲言，相互理解，达成共识。为什么建议同学之间应该开这样一个小会，主要的目的是，增加实习生与实习生之间的情感互动，大家互相关心，互相帮助，互相爱护；第二是形成一个小小的团队，目标一致地完成好各项实习操作考核；第三是集思广益，对于工作中遇到的困难和问题，出主意，想办法，共同克服。这样做的效果，确实显现出了实习小团队的实力，解决了实习中学生们的许多问题。比如：生病了相互之间的照顾；挨批评了相互之间的安慰；考试失利了，相互之间的勉励。这些细小处都是家长、学校、老师不能替代的，也是实习工作中一个小小的补充。

❸ 怎样完成出科的操作考试？

答：操作考试是在出科前的一周内进行，由科室的教学组长和带教老师对实习生进行操作考核，给出成绩，并签字。操作考试的内容：一类是基础护理操作；一类是专科护理操作。这些操作内容是在校学习过的，也是在实习中实践过的，只要平时工作中虚心请教，勤奋练习，通过考试是不难的。专科操作需要下一定功夫去练习，因为专科操作具备了独特性和专一性的特点，这些护理操作不是在每一个科都能看到、实践到的。所以，需要多次重复性的练习，才能通过以上的考试。

❹ 怎样完成出科的理论考试？

答：出科前的理论考试，同出科前的操作考试是两项不同内容的考试。一项是考察实习生专业理论学习的情况；一项是考察实习生专业技术掌握的情况。对实习生进行理论知识的考试，是强化护理专业知识的一项必要手段；是夯实护理理论基础的一个必然流程；也是培养护士的一条必经之路。明白了这个道理，就抓紧时间，抓住重点，不要犹豫，加速复习，顺利通过。

❺ 如何征求带教老师对自己的意见和建议？

答：实习过程，也是一种寻求进步的过程。作为实习生要经常征求带教老师的意见和建议，这样做，可以使自己时常保持一个清醒的头脑，保持积极向上的乐观态度，不断矫正自己前进中的脚步。如何征求带教老师对自己的意见呢？首先一点是态度诚恳；其次一点是要学会找机会，工作忙的时候，老师心情不好的时候，周边环境干扰的时候，都不是谈话交流的机会。最后一点是语言行为得当，沟通流畅。这三点都做到了，你就会得到老师们对你的一个良好建议或意见，它能勉励你在实习的过程中不断进步。

⑥ 出科前如何请老师书写实习评语？

答：实习评语是带教老师必须完成的一项教学内容，需要认真地为实习生书写实习评语。实习评语的主要内容之一是专科操作考核情况和实习生的思想表现和工作表现情况以及授课、业务、护理查房的学习情况。根据这些情况对实习的每一个学生进行客观公正真实的实习评语。作为实习生在出科前一周，把自己的实习手册的项目内容填写齐全，交给你的带教老师，清楚地说明自己什么时候离科，什么时候来拿手册。并要向老师致谢，请老师指出自己存在的问题和应该注意的事项。

⑦ 怎样获得带教老师的良好评价？

答：想得到带教老师的良好评价和认可，这是每一个实习学生的良好愿望和内心想法。常言说：想不如看，看不如干。在想、看、干这三个字中，体现了"干"字的重要，"干"就是要亲力亲为的去实践，去服务，去做事情。实习工作本身就是一项实践活动，要求学生把在学校所学到的专业理论知识与临床具体实践相结合，从而达到培养专业人才的最终目的。所以，要想得到带教老师的良好评价，要想得到科室的认可，必须学会在干中学，在学中干，不断积累经验，不断提升自我，才能获得骄人的优异成绩。总之，一句话，成绩是干出来的，良好的评价也是干出来的！

8 如何向所在科室护士长道别?

答:在一个科室实习完毕,大家很想与护士长道别。但是,又不知道如何道别,最后不了了之,这样的情景都会使双方留下一点遗憾。许多的实习生不善于与护士长交流,不敢于与护士长沟通,这种交流沟通的不畅,也是基于对护士长工作的不了解,对护士长自身的不了解。首先,护士长是一个护理团队的管理者,他们有着丰富的临床经验和敏锐的判断能力,他们是护士群体中的佼佼者,是护理队伍中的引领者,是最投入、最关心实习教学的支持者,也是实习生最敬重、最严格的老师。了解了这些,在实习即将结束的时候,一定要把与护士长的道别当成是一次难得的聆听与教诲。

9 如何到下一个科室报到?

答:许多实习生不知道如何找到下一个科室报到的最佳时机,一些头脑聪明的实习生,他们是这样做的:当宣布知道了自己要去下一个科室实习的时间,提前一天,约好一块实习的同学,利用中午或休息时间一起到所要实习的新科室,找到护士长做一个简单的报到。这样做的好处是:

(1)先入为主,尽早进入新的实习角色。

(2)提前熟悉环境,消除对新科室的紧张和不适。

(3)可加深护士长对你的良好印象。

(4)心里踏实,心中有数。

10 对专科欠缺的知识如何补救?

答:在轮转过一个科室之后,感到对专科的疾病,专科的护理,专科的知识有所欠缺,也不要过于着急,可以采取以下的几种补救方式。一是从书本中学习知识,补充相关的理论知识；二是利用休息的时间，回科向带教的老师继续请教；三是与所在科实习的同学进行更深入的探讨交流，达到知识的互补。

十一、实习期间考核内容

❶ 基础护理理论考核内容有哪些?

答:对于实习生,基护理论重点考核的内容与在校所学的教科书相同,考核的是最基础的、最应该掌握的知识点。大体的内容如下:

(1)从入院到出院的护理。

(2)生命体征的观察以及病人病情的观察。

(3)医院的感控与预防。

(4)病人的正确卧位与安全。

(5)常规的清洁与卫生工作。

(6)病人的饮食。

(7)病人的排泄护理。

(8)冷热疗的护理。

(9)药物治疗护理。

(10)静脉输液与输血。

(11)标本的正常采集方法。

(12)临终病人的关怀。

(13)护理相关文件的记录。

❷ 内科护理理论考核内容有哪些?

答:内科护理的理论考核内容,最主要的是各个系统的常见病与多发病的护理。如:循环系统、消化系统、呼吸系统、神经系统、泌尿生殖系统、内分泌系统、血液、免疫系统、肿瘤等各个系统的疾病护理。

❸ 外科护理理论考核内容有哪些?

答：外科护理的理论考核内容为各个系统相关疾病的护理。如：肌肉骨骼系统及其他系统的创伤、烧伤、骨折、关节损伤等疾病的护理。

❹ 基本护理操作有哪些内容?

答：有无菌技术、皮下注射、皮内注射、肌内注射、静脉输液、静脉输血、生命体征测量、吸氧、吸痰、鼻饲、灌肠、导尿术、铺床、口腔护理、背部护理、穿脱隔离衣、洗胃术、标本采集法、雾化吸入、心肺复苏术等二十几项操作。

❺ 无菌技术包含哪几项?

答：
（1）无菌持物钳的使用。
（2）无菌棉签、无菌容器的使用。无菌包的使用。
（3）无菌盘的铺法。
（4）无菌液的倒取。
（5）无菌手套的戴法。

❻ 戴无菌手套有哪些考核要点?

答：
（1）无菌概念清楚，知晓无菌操作的原则。
（2）确认手套的无菌面和非无菌面。
（3）未戴手套的手不可触及手套的无菌面。

（4）已戴手套的手不可触及未戴手套的手。

（5）戴好手套，应保持手臂放在腰以上，肩以下的位置。

（6）手套有破损，应立即更换。

❼ 穿脱隔离衣有哪些考核要点？

答：

（1）用物准备齐全。

（2）穿隔离衣，方法顺序正确。

（3）脱隔离衣，方法顺序正确。

（4）0.2% 含氯消毒液浸泡双手 1~2 分钟。

（5）隔离衣的清洁面、污染面概念明确。

（6）清洁区、半污染区、污染区的概念清楚。

❽ 皮内注射有哪些考核要点？

答：

（1）查对，用物准备齐全，询问病人有无过敏史。

（2）备好急救药品 1 ∶ 1000 的盐酸肾上腺素和急救器材。

（3）药液抽吸准确。

（4）消毒部位准确，不可用碘剂消毒。

（5）进针角度深度准确。

（6）推入药液 0.1ml，皮丘标准。

（7）观察时间为 15 分钟。

（8）结果判断准确，阴性：皮丘无红肿、无改变，蓝笔记录"－"。阳性：皮丘红肿、有伪足、直径大于 1cm，红笔记录"+"。

❾ 皮下注射有哪些考核要点？

答：

（1）查对，用物准备齐全。

（2）药液抽吸准确。

（3）注射部位消毒正确。

（4）避开瘢痕、硬结。

（5）进针角度正确。

（6）拔针快速，及时按压。

⑩ 肌内注射有哪些考核要点？

答：

（1）查对，用物准备齐全。

（2）药液抽吸准确。

（3）选择部位准确，消毒到位。

（4）进针手法角度深度正确。

（5）推药均匀缓慢。

（6）拔针快速，按压到位。

⑪ 静脉输液有哪些考核要点？

答：

（1）查对，准备液体。

（2）操作程序正确连贯。

（3）病人准备。

（4）准确排气。

（5）选择血管，消毒到位。

（6）检查排气。

（7）一针见血。

（8）固定针头。

（9）准确调节滴数。

（10）收拾用物，再次查对。

（11）交代注意事项。

⑫ 吸氧有哪些考核要点？

答：

（1）用物准备、查对、程序正确。

（2）正确连接吸氧管。

（3）清洁鼻腔。

（4）调节氧流量。

（5）给氧。

（6）固定。

（7）观察记录。

（8）湿化瓶的水面高度准确，在 1/2 或 2/3 处。

（9）能准确回答吸氧三种以上的方法：鼻塞吸氧、鼻导管吸氧、面罩吸氧、头罩吸氧。鼻导管给氧的长度（鼻尖至耳垂的 2/3）。

（10）了解安全用氧的"四防"：防火、防油、防震、防热。

⑬ 吸痰有哪些考核要点？

答：

（1）用物准备齐全。

（2）吸痰管连接正确。

（3）吸痰方法正确。每一次吸引时间不超过 15 秒，连续吸痰总时间不超过 3 分钟。吸引负压成人为：300~400mmHg（40.0~53.3kPa）。

（4）经口、经鼻插管动作轻柔，防止黏膜损伤。

（5）观察病人呼吸、面色情况；观察痰液的性质、颜色、痰量并记录。

（6）吸引器储液瓶内的液体一般不超过瓶体的 2/3 处。

14 **鼻饲有哪些考核要点？**

答：

（1）用物准备齐全、查对、程序正确。

（2）病人准备。

（3）检查胃管是否在胃内。掌握三种方法：一抽出胃液；二是注入 10~20ml 空气，听有无气过水声；注入少量温水，观察病人有无呛咳。

（4）鼻饲的温度一般为 38~40℃；一次量不超过 200ml 为宜。

（5）整理用物并记录。

15 **大量不保留灌肠有哪些考核要点？**

答：

（1）用物准备齐全、查对、程序正确。

（2）配制灌肠液。温度 39~41℃；灌肠液量成人 500~1000ml。

（3）病人准备。灌肠筒液面高度至肛门 40~60cm；肛管插入直肠 7~10cm.；保留时间 5~10 分钟。

（4）插管手法轻柔，方法正确。

（5）准确记录结果。灌肠后排便一次为 1/E，无排便为 0/E。

16 **导尿术有哪些考核要点？**

答：导尿是护士在临床工作中常用的一项护理技术，主要的目的是解除病人尿潴留、手术病人术前留置尿管等情况。考核要点如下：

（1）三查七对。

（2）用物准备齐全。

（3）冲洗外阴。

（4）按顺序消毒外阴。中、左、右两遍。

（5）插入导尿管。男性插入深度：24~26cm；女性：6~8cm。

（6）固定尿管。尿管气囊内注入生理盐水 5~10ml。

（7）整理用物。

⑰ 口腔护理有哪些考核要点？

答：

（1）用物准备齐全。

（2）查对准确。

（3）病人准备到位。

（4）牙齿清洁顺序正确。原则：先内后外；先左后右；先上后下；最后是咬合面及腭、舌、颊部。

（5）清点纱球数目，整理用物。

⑱ 背部护理有哪些考核要点？

答：

（1）用物准备齐全。

（2）温水配制温度 47~50℃。

（3）关闭门窗，遮挡病人，保持室温在 22~26℃。

（4）协助病人取俯卧位。

（5）为病人做擦洗、清洁、按摩、叩背。叩击背部时采用空心掌由下而上的叩击，并鼓励病人配合咳嗽、咳痰。

（6）操作中防止病人受凉。

（7）协助病人舒适平卧。

（8）记录情况。

⑲ 心肺复苏术有哪些考核要点？

答：心肺复苏术是在紧急情况下救治病人生命的一项急救技术。是每一个医护人员都应该掌握的一项急救术。它的考核要点如下：

（1）准确判断病人的心跳呼吸骤停否。

（2）呼叫病人，判断病人意识。

（3）正确方法清理呼吸道。

（4）用正确方法开放气道。

（5）进行人工呼吸。

（6）进行胸外按压。成人 100 次 / 分；按压与呼吸比例为 30 ：2；按压幅度成人为 4~5cm。

（7）判断复苏情况，包括瞳孔、呼吸、心跳、大动脉搏动等。

（8）心脏按压位置准确，手臂垂直向下，用力适宜。

（9）及时书面记录病人急救过程及病情。

（10）了解掌握双人心肺复苏术。

⑳ 护士洗手有哪些重要性？

答：洗手对一般人来说，是一种良好的卫生习惯。因为，手会沾染上大量的细菌和污染物，通过手可以传播疾病。养成饭前便后洗手的良好习惯，可以防止病从口入，强健身体。由于护士工作的特殊性，护士的洗手不同于一般人的洗手。护士的手会接触许多的病人，会沾染上许多的污染物，如果不注意手的正确清洗，不注意手的卫生清洁，不注意洗手意识的提高，就会引起院内交叉感染，给病人造成不良危害。另外，在进行一切无菌操作前，手的清洁更是至关重要。为了阻断疾病的传染途径，为了防止院内交叉感染，为了病人的身体健康，护士必须按正确的方法洗手。

㉑ 护士洗手的方法有几步？

答：护士在临床工作中一般均采用六步洗手法。六步洗手法的具体步骤如下：

（1）掌心相对，手指并拢相互揉搓。

（2）手心对另一手背沿指缝相互揉搓，两手交替进行。

（3）掌心相对，双手交叉沿指缝相互揉搓。

（4）一手握另一手拇指旋转揉搓，两手交替进行。

（5）弯曲各指关节，在另一手掌心旋转揉搓，两手交替进行。

（6）指尖在另一手掌心转动揉搓，两手交替进行。

附六步洗手法简化口诀：一搓手掌，二洗手背，三擦指缝，四扭指背，五转大弯，六揉指尖。

㉒ 护士上班为什么不能戴戒指？

答：因为，这是护理职业的一项硬性规定。原因是护士的手时时要接触不同的病人，接触许多的医疗污染物品，极易通过手的传播造成院内感染。而且，戒指内容易藏污，同样会造成细菌的传播与感染；再有，手指上戴着戒指，做起护理操作来不方便，还会直接影响操作的质量。所以，实习生从实习开始就要养成良好的职业习惯。

㉓ 护士操作戴口罩有哪些重要性？

答：一切操作戴口罩，是护士在护理工作中的一种职业规范，是护理操作程序中的一个必要环节，也是保障住院病人医疗安全的一项硬性规定。在无菌技术基本操作原则中有着明文的规定：医护人员的工作服要穿戴整齐，工作帽遮盖头发，口罩罩住口鼻，清洗双手，修剪指甲。由此可见，对于护士来说，操作戴口罩是一件很重要的事情。因为，护士在给病人做操作中，需要在一个无菌的环境下进行。我们的口鼻没有口罩的遮盖，就会因为呼吸、喷嚏、唾液等污染无菌的环境，导致伤口的感染。作为实习生必须养成良好的工作习惯，从基本要求做起，从自我要求做起，从高度的责任感做起。

㉔ 护士操作戴口罩的正确方法是什么？

答：目前口罩分几种类型：

（1）纱布类口罩：分十二层、十六层、十八层。

（2）针织棉类口罩。

（3）一次性口罩：分一次性普通口罩，一次性防护性口罩，如 N95 口罩，它可以预防病人血液和体液飞溅引起的飞沫传染，最低过滤效率大于等于 95%。第一，无论戴哪种类型的口罩，都要让口罩紧贴面部，不留缝隙，并系紧口罩绳带，以免脱落。第二，戴好口罩后，不可随意触摸，以防污染。第三，一定要记得先洗手，后戴口罩。第四，一次性口罩用后要丢到医疗垃圾桶内。非一次性口罩，用后每日用清水洗净、晾干备用。

㉕ 实习生操作考试中的礼仪要求有哪些？

答：进入医院实习，会遇到很多次的操作考试。在操作考试中，面对考试的考官，一定要注重精神的饱满，仪表的展示，礼貌礼节的到位。考试的基本礼仪：

（1）护士服穿戴整齐，护士鞋洁净无垢。

（2）抬头挺胸，面带微笑。

（3）鞠躬问好，口齿清晰。

（4）请示考官，操作开始。

（5）结束回答"操作完毕"。

（6）鞠躬，致谢！走出考场。

十二、内科与外科的对比

❶ 内科病房包括哪些科室？

答：血液科、肿瘤科、消化科、心内科、干部病房、老年病房、呼吸科、神经内科、内分泌科、肾内科、CCU 病房等。

❷ 外科病房包括哪些科室？

答：烧伤科、普外科、泌尿外科、骨外科、肝胆外科、心外科、胸外科、神经外科、脑外科、ICU 病房等。

❸ 辅临科室包括哪些科室？

答：药剂科、检验科、放射科、病理科、门诊部、急救部、手术室、供应室等。

❹ 内科对疾病治疗的主要方法有哪些？

答：服药是内科对疾病治疗的首选方法，也是一种具有传统的、现代的、保守的疾病治疗的方法。目前，内科治疗疾病也不仅仅局限于药物治疗的日新月异，更新换代。更多发明创造是借助腔镜、智能机械手、计算机等先进的医疗仪器，对内科疾病进行特殊的革新治疗，这种治疗对传统的内科治疗手段不断地进行着冲击。但是，药物的治疗依然占有重要的主导地位。

⑤ 外科对疾病治疗的主要方法有哪些?

答：手术是外科对疾病治疗的首选方法，从古时候的关公刮骨疗伤到现代应用机器人实施手术，运用手术的方法挽救了全世界千千万万人的生命。直到当今世界各地，手术治疗仍然是最为先进，最为有效，最为便捷的外科治疗手段之一。

⑥ 内科病人发病的特点有哪些?

答：一般内科病人发病的特点是：起病的时间长短不一，发病过程急慢不一，病情轻重不一，病人的气色一般呈慢性病容状。例：一位肝硬化病人，病程十年，由于食道静脉曲张导致消化道出血，病人面色晦暗萎黄。这样的病人在内科临床是很常见的，那么内科的医生护士也同样需要对病人进行紧急的诊断和救治，方法有多种多样。用药物进行静脉止血，用双囊三腔管方法压迫止血，用局部用药的方法止血，用腔镜止血。总之，这些方法一样能挽救病人的生命。

⑦ 外科病人发病的特点有哪些?

答：一般外科病人发病的特点是：起病很急，发病很凶，病情很重，进展很快，疼痛很剧烈等特征。例：一名急性阑尾炎病人，腹部出现肌紧张、压痛、反跳痛等症状，如不尽快手术，就会出现阑尾穿孔，加剧病情变化。这就需要外科的医生护士当机立断，快速做出疾病的诊断，快速进行术前的准备，快速进行手术的治疗，及时挽救病人的性命。

⑧ 内科常用护理技术有哪些?

答:

（1）基础护理技术：生命体征测量、静脉输液、灌肠术、鼻饲、无菌技术、吸痰、导尿、口腔护理、吸氧、皮内注射、肌内注射、静脉输血。

（2）专科护理技术：大咳血的护理、雾化吸入、血气分析、呼吸机的监测与护理、人工气道的护理、冠脉造影术后护理、心电监测、动静脉内瘘护理、糖耐量试验、血糖监测仪操作、胰岛素笔注射、胃液分析、十二指肠引流术、双囊三腔管的应用及护理、输液泵应用、微量泵应用等。

⑨ 外科常用护理技术有哪些?

答:

（1）基础护理技术：生命体征测量、静脉输液、灌肠术、鼻饲、无菌技术、吸痰、导尿、口腔护理、吸氧、皮内注射、肌内注射、静脉输血、中心静脉压测量、备皮术。

（2）专科护理技术：换药术、减压术、牵引术、各种引流术、伤口护理、胃肠减压术、胸腔闭式引流护理、止痛泵的护理、麻醉后的护理、造口灌洗、人工肛门护理、双囊三腔管的护理、T形管的引流护理、骨折的固定护理、石膏固定后的护理、支具牵引法、关节功能锻炼指导、脊柱病人翻身法等。

⑩ 内科护士、外科护士的工作性格有什么特点?

答：护士的工作是一项不可缺少的社会工作，看似天使般美丽的外表之下，承担着工作的艰辛。医院的工作性质、工作分工把护士分为内科护士和外科护士。久远的传承，时间的洗涤，工作的演化，逐渐形成了这两大系列的护士群体和她们所具有的不同的风格。当然，临床上还有许多科别护士的细分，在这里不做讨论。那么，内科、外科护士的工作性格有什么特点呢？先说说外科护士的工作性格：热情直爽、反应快速、动作麻利。内科护士的工作性格：稳重细心、温柔体贴、谨慎小心。这些性格的形成多半是由长期的工作性质、工作方式、工作环境而逐渐形成的。工作性格无所谓好与不好，但是，工作性格与个人性格会时常相碰撞。比如：一个性格外向的人，已经形成了自己固有的性格特质，让他去外科工作，那他对环境的适应性就要快一些，工作的内在压力就会小一些，工作的心情就会好一些。这样的三好会聚合成一股巨大的合力，就会发挥出正能量的作用。我们常言说的"知人善用"恰到好处地解释了这一点。

十三、实习生常用的交流语言

① **常用的生活用语是什么?**

答:
（1）您好!
（2）您先走!
（3）您请坐!
（4）打扰您了!
（5）对不起!
（6）没关系!
（7）请喝茶!
（8）不客气!
（9）我送您一下!
（10）谢谢!
（11）再见!

② **常用的电话用语是什么?**

答:
（1）您好,心内科,您找谁?
（2）好的,请稍等。
（3）您贵姓?
（4）他不在,我可以为您转达吗?
（5）好的,别客气!
（6）好的,再见!

（7）你好，麻烦找一下护士长。

（8）您好，请找一下张老师。麻烦您替我转达一件事情。

（9）打扰了。

（10）谢谢！

❸ 与老师交流的常用语是什么？

答：

（1）护士长您好，我们是来实习的学生，请您多关照。

（2）护士长，我们要出科了，谢谢您的帮助和指导。

（3）护士长，请您给我提一些建议和意见吧。

（4）老师，请您给我做一下示范好吗？

（5）老师，我可以问几个问题吗？

（6）老师，您休息一下吧。

（7）老师，您喝水。

（8）老师，您帮我再查对一下液体。

（9）老师，我想找您谈谈话。

（10）老师，您在忙，过一会我再找您。

❹ 与病人交流的常用语是什么？

答：

（1）爷爷，我推您去做检查，您不要紧张啊。

（2）奶奶，我帮您翻一下身，不舒服时，请告诉我。

（3）叔叔，我给您换一下被单，请您配合一下。

（4）阿姨，您哪里不舒服？我马上叫医生来看您。

（5）小朋友，不要哭，要勇敢，阿姨扎针一点都不疼。

（6）请您服药，水已经倒好了。

（7）您准备好了吗？卫生间上了吗？我给您输液了。

（8）地上有水，请您小心。

（9）您有什么事？我来帮您做。

（10）您好些了吗？好好休息一下。

❺ 与同学之间交流的常用语是什么？

答：

（1）小李，你们科里忙吗？

（2）小张，带你的老师要求严格吗？

（3）我看看你的笔记好吗？

（4）你脸色蜡黄，病了吗？我带你去看病。

（5）小赵，老师在讲课，别说话了！

（6）班长，我想找老师谈谈，你看呢？

（7）小王，需要我帮忙，说一声！

（8）今天休息，我们去科里看看有没有大抢救。

（9）今天你上夜班，中午我帮你打饭。

（10）你工作做得挺好的，老受表扬，给我指点一下迷津？

❻ 实习生如何与医生交谈？

答：这个问题是一个很感性的问题，交流谈话是我们生活中最平常的一件事情，护士与医生交谈是更平常的一件事情。作为实习生对于不熟悉的医生，可能会产生一种紧张惶恐的情绪，不知道该跟医生说什么？问什么？怎么说？其实，医生对护士是非常友善的，这是因为工作的原因，需要大家一起配合，一起协作，一起救治病人。同时，在生活中大家也结下了深厚的友谊，一起打饭，一起吃饭，一起聊天。所以，消除紧张惶恐不安的心理，大胆勇敢地与他们交流谈话，会得到他们最真诚的帮助，这种谈话也是实习生学习医护合作的一项内容，是交流学习的一个良好机会，一定不能错过。

❼ 实习生如何与新入院病人交谈？

答：对于新入院的病人，首先要表现出对病人的热情，从语言上让病人感到宾至如归的感觉。语言是我们赢得病人初次印象的一个桥梁，通过一问一答，一来一回，一搀一扶。我们就赢得了主动，赢得了交谈的流畅，赢得了沟通的话语，最终赢得的是病人对你的信任。

❽ 实习生如何与重病人交谈？

答：与病情危重的病人交谈，一般是很少的，护士与他们的交谈更多的是一种对病情的询问和对病人自身感觉的了解。因为，过多地打扰病人，会影响他们的休息，而休息是对病人最好的疗养。进入临床实习，如果不了解这些情况，就会面对此类的病人束手无策，也会出现不知怎样问，不知问什么的问题。对于危重病人我们要本着爱心、耐心、细心的原则去询问了解他们的病痛，他们的感受，他们的想法；了解他们用肢体语言反映出来的内在信息和病情变化；了解他们心理的反应和心理的需求。这就是更高超的交流技巧和交流水平在护士身上的体现、发挥。

❾ 实习生如何与出院病人交谈？

答：病人出院，对他来说是一件高兴的事情，作为医护人员也是高兴的事情。不言而喻，病人康复，是双方共同努力的目标。在病人出院时，有许多的事项要交代：服药的时间、病情的复查、饮食的禁忌、精神的状态等等。对于初学的实习生需要根据病人的情况，逐渐熟记这些注意事项，进行自己语言的组合，为出院的病人做出最满意的回答。要提醒的是，千万不要对出院的病人说"再见！"

⑩ 实习生如何与病人家属交谈？

答：与病人家属交谈，也需要一定的技巧。因为家属不是我们服务的直接对象，他的角色是病人的亲属，与不同的角色进行交谈，需要不同的交流方式。在与家属交谈中一定要注意态度，不能敷衍了事；要注意严谨，不能信口随意；要注意分寸，不能夸大其辞。总之，掌握好语言的交流与技巧，是需要下一点功夫，练一点本事，读一点书本的。

十四、情商与学习

❶ 什么是情商?

答:情商(Emotional Quotient)是 20 世纪 90 年代初提出的一个新概念,一时风靡商界和学术界,成为一次具有跨时代的心智革命。EQ 的定义,即指情绪智商或情感智商。这种理论最初是由美国耶鲁大学的心理学家彼得·塞拉维和新罕布什尔大学的专家琼·梅耶提出的。EQ 是认知驾驭自己情绪情感或别人情绪情感的能力。在人生成功的道路上 EQ 占有 80% 的因素。

❷ 如何向书本学习情商知识?

答:从我们记事起,就与书结下了不解之缘。书是启蒙我们心灵的开篇,书是教授我们无声的老师,书是伴随我们一生的朋友。越来越多的事实证明,在一个人的成功要素里面,不是靠大脑聪明就能取得成功,智商(Intelligence Quotient)不是衡量人类智慧水平的唯一标准,更多地取决于情商这个重要的因素。要想提高自己的情商,首先要学习情商的相关理论,学习情商独到的内涵知识,学习情商的有关书籍。建议读一读美国作家丹尼尔·戈尔曼的《情绪智力》译为《EQ》一书,阐述清晰,分析透彻,思想深邃,使人受益。还有美国心理学家彼得·塞拉维也论述了自己独到的见解,他在解释 EQ 的内涵时,分成五大类内容:

(1)认知自身的情绪。

（2）妥善管理情绪。

（3）自我激励。

（4）认知他人的情绪。

（5）人际关系的管理。

读一本关于 EQ 的书，对实习生来说，会有积极而现实的意义和作用。

❸ 如何判断自己情商的高低？

答：可以找一些相关情商的测量表格进行一个自我测试，以此来了解和判断个人的情商情况。当然，任何事物都不是绝对的。一旦在测试过程中，你个人的情商出现一些低度或令你不满意的情况，那也不要紧，不断地调整自我，才是一种正确的态度。以下是一个关于情商的测量表，你不妨做一个自我测试。

情商测量表：

指导语：与自己情况吻合的，打钩√；不吻合的，打叉 ×。

（1）与你的恋人或者爱人发生争吵后，你能在他人面前掩饰住你的沮丧。

（2）当工作进行得不顺利时，你认为这是对未来的一个警告。

（3）你最好的朋友开口说话以前，你就能分辨出他（她）处于何种情绪状态。

（4）当你担忧某件事时，你在家里几个小时难以入睡。

（5）你认为大多数人必须更加努力而不要轻易放弃。

（6）与你最好的朋友告诉你一些好消息相比，你更易受一部浪漫影片的感染。

（7）当你的情况不妙时，你认为到了你该改变的时候了。

（8）你经常想知道别人是怎样看待你的。

（9）你对自己几乎能使每个人高兴起来而感到自豪。

（10）你厌烦讨价还价，尽管你知道讨价还价能使你少花

20 元钱。

（11）你十分相信直率的说话，而且认为这样能使一切事情变得更为容易。

（12）尽管你知道自己是正确的，你也会转换这一话题，而不愿进行一场争论。

（13）你在工作中做出了一个决定后，会担心它是否正确。

（14）你不会担心环境的改变。

（15）你似乎是这样一个人：对于周末去干什么，你总是能够提出很有趣的设想。

（16）假如你有一根魔棒的话，你将挥动它来改变你的外貌和个性。

（17）不管工作多么尽心尽力，你的老板似乎总是催促着你。

（18）你认为你的恋人或爱人对你寄予厚望。

（19）你认为一点小小的压力不会伤害任何人。

（20）你会把任何事情都告诉你最好的朋友，即使是个人隐私。

分析：每道题选√得 1 分，选 × 不得分，将你所得的分积累起来：

16 分或 16 分以上：

你对你的能力很是自信和放心。因此，当处于强烈情感边缘时，你不会被击垮。即使你在愤怒时，你也能进行有效的自我控制，保持彬彬有礼的君子风度，在控制你的情感方面，你是出类拔萃的，与他人相处的也很融洽。但是，你太依赖社交技巧而忽视成功所需要的其他重要因素。

7 分到 15 分：

你意识到自己和他人的情感，但有时忽视他们，不知道这对你的幸福是多么重要。你对下一步的提升和买一幢更漂亮的房子等诸如此类事情的关心支配着你的生活，然而，无论实现多少物质目标，你仍然感到不满足。试着去分析和理解你的情感，并且按照它去行动，你会更幸福。记住，人们可能压制你，使你暂时消沉，但是，你总是能够从挫折中吸取教训，重新创造你的优势。

6分或6分以下：

你必须多一点对别人的关心，少注重自己，你喜欢打破社会常规，并且不会担心通过疏远别人来取得自己想要得到的东西。你可能在短期内就会取得一定成果，但人们不久就将开始抱怨于你，控制住你易冲动的天性，不是以粗鲁的方式，而是试着去通过迎合他人来得到你所想要的一切。如果你得分不高，不要沮丧，你要学会控制你的消极情感，充分利用你的积极情感。

❹ 情商在实习中的作用是什么？

答：在实习过程中，我们要与病人密切接触，要与病人家属打交道，还要与医生护士老师们进行沟通交流。所有这些对实习生的情商智力都是一个考验。特别是在刚刚下科室实习期间，实习生自身的临床经验不足，工作能力欠缺，交流水平有限。会出现一些与病人、家属、老师碰撞的问题。要告诉大家的是，在处理解决这些问题时，要学会控制自己的情绪情感，冷静分析事情发生的因果关系，准确把握事情发展的态势，正确处理事情发生发展的全过程。这些正确的处理是需要过人的智慧、独到的见解、良好的人际关系以及认知自我情绪情感的能力才能达到，才能获得一个圆满的结果。可见，情商的高低，对于实习工作是多么的至关重要。

❺ 怎样学会控制情绪？

答：看过《世界上最伟大的推销员》一书的人可能了解关于《羊皮卷》的故事。主人公少年海菲获得了十卷神秘的《羊皮卷》，其中《羊皮卷之六》告诉人们怎样才能控制情绪呢？书中是这样说的：

今天我要学会控制情绪。

潮起潮落，冬去春来，夏末秋至，日出日落，月圆月缺，雁来雁往，花开花谢，草长瓜熟，自然界万物都在循环往复的变化中，我也不例外，情绪时好时坏。

今天我要学会控制情绪。

这是大自然的玩笑，很少有人窥破天机。每天我醒来时，不在有旧日的心情。昨日的快乐变成今日的哀愁，今日的悲伤又转为明日的喜悦。我心中像有一只轮子不停的转着，由乐而悲，由悲而喜，由喜而忧。这就好比花儿的变化，今天绽开的喜悦也会变成明天凋谢时的绝望。但是我要记住，正如今天枯败的花儿蕴藏着明天新生的种子，今天的悲伤也预示着明天的欢乐。

今天我要学会控制情绪。

我怎样才能控制情绪，以使每天卓有成效呢？除非我心平气和，否则迎来的又将是失败的一天。花草树木随着气候的变化而生长，但是我为自己创造天气，我要学会用自己的心灵弥补气候的不足。如果我为顾客带来风雨、忧郁、黑暗和悲观，而他们什么也不会买。相反，如果我为顾客献上欢乐、喜悦、光明和笑声，他们也会报之以欢乐、喜悦、光明和笑声，我就能获得销售上的丰收，赚取成仓的金币。

今天我要学会控制情绪。

我怎样才能控制情绪，让每天充满幸福和欢乐？我要学会这个千古秘诀：弱者任思绪控制行为，强者让行为控制思绪。每天醒来当我被悲伤、自怜、失败的情绪包围时，我就这样与之对抗：

沮丧时，我引吭高歌。

悲伤时，我开怀大笑。

病痛时，我加倍工作。

恐惧时，我勇往直前。

自卑时，我换上新装。

不安时，我提高嗓音。

穷困潦倒时，我想象未来的财富。

力不从心时，我回想过去的成功。

自轻自贱时，我想想自己的目标。

总之，今天我要学会控制自己的情绪。

从今往后，我明白了，只有低能者才会江郎才尽，我并非低能者，我必须不断对抗那些企图摧垮我的力量。失望和悲观一眼就会被识破，而其他许多敌人是不易被察觉的，他们往往面带微笑，招手而来，却随时可能将我摧毁。对它们，我永远不能放松警惕：

自高自大时，我要追寻失败的记忆。

纵情享受时，我要记得挨饿的日子。

洋洋得意时，不要忘了那忍辱的时刻。

自以为是时，看看自己是否能让风止步。

腰缠万贯时，想想那些食不果腹的人。

骄傲自满时，要想到自己怯懦的时候。

不可一世时，让我抬头，仰望群星。

今天我要学会控制情绪。

有了这项新本领，我也更能体察别人的情绪变化。我宽容怒气冲冲的人，因为他尚未懂得控制自己的情绪。我可以忍受他的指责与辱骂，因为我知道明天他会改变，重新变得随和。我不再只凭一面之交来判断一个人，也不再因一时的怨恨与人绝交，今天不肯花一分钱购买金蓬马车的人，明天也许会用全部家当换取树苗。知道了这个秘密，我可以获得极大的财富。

今天我要学会控制自己的情绪。

我从此领悟了人类情绪变化的奥秘。对于自己千变万化的个性，我不再听之任之，我知道，只有积极主动地控制情绪才能掌握自己的命运。

我控制自己的命运，而我的命运就是成为世界上最伟大的推销员！

我成为自己的主人。

我由此而变得伟大。

这字字珠玑，可以说是字字箴言，是让我们学会控制自己情绪的心灵秘诀。请你一字一字地品读，请你每天对自己说一句："今天我要学会控制情绪"。

❻ 实习期间需要看的书籍有哪些？

答：

（1）大学所学的主要专业书籍：《基础护理学》《内科护理学》《外科护理学》《护理心理学》《儿科护理学》《妇产科护理学》《五官科护理学》。

（2）全国执业资格考试书籍：《全国执业资格考试大纲》《全国执业资格考试指导》。

（3）专业之外的书籍：《生活卫生常识》《交流沟通技巧》《心灵鸡汤》《学习的革命》。

❼ 《学习的革命》一书的内容是什么？

答：1998 年由上海的三联书店出版由珍妮特·沃斯和戈登·德莱顿合著的《学习的革命》一书，出版到现在已经有十五年的时间了。重新翻开这本书来看，心灵还是非常的震撼。因为，学习与教育对每一个人来说都是终生的。《学习的革命》这本书，大胆地挑战了传统的学习方式，提出了对于学习方式的改革和超越。作者在书中提出了一个全新的思想理念，就是怎样学习比学习什么更重要。书中对未来世界发展的 15 种趋势作了详尽的论述，揭示了我们生活中的各个领域在未来的变革。从思维的变革，学习的变革到教育的变革，无奇不有，包罗万象。今天，我们年轻的学子应该回顾思考一下我们的学习有哪些变革？我们的教育有哪些变革？我们未来的"学习的革命"又如何变革？

⑧ 实习期间怎样提高学习的效率？

答：我们知道，人的大脑分为左半部分和右半部分。左半部分主要是负责处理语言、逻辑、数字、数学、顺序、词语的作用，也就是学术学习的部分。右半部分主要是负责处理韵律、节奏、音乐、图画、想象、图案的作用，即所谓的创造性活动。然而，我们的大脑是通过人体的视觉、触觉、听觉、味觉、嗅觉等各种感觉来处理不同类型的信息，通过记忆内容与印象深刻的画面联系起来，开发大脑的多种潜在能力，进而提高大脑的记忆力，提高学习的效率。我们在平时的学习过程中，提高学习效率，是我们追求的一个梦想。在《学习的革命》一书中作者提出了 20 个提高学习效率的步骤，选出一些，供参考学习。

（1）从体育给人的启示开始。

（2）敢于梦想。

（3）多问。

（4）找出主要原则。

（5）找有实践经验的成功者撰写的三本最好的书。

（6）用图像和声音强化学习。

（7）实践。

（8）复习和回忆。

（9）教别人。

（10）读一门快速学习课程。

❾ 学习的动力有哪些？

答：保加利亚心理学家、教育家乔治·罗扎诺夫说，学习有三个主要的障碍：一是批评性的——逻辑的障碍（"学习是不简单的，所以怎么可能有趣而轻松的学习呢"）；二是本能的——情绪性的障碍（"我很笨，所以我无法去做它"）；三是以及批评的——道德的障碍（"学习是一项艰苦的工作，所以我最好埋头苦学"）。学习需要动力，动力需要消除这些学习上的障碍。学习的动力之一要设定个人的目标，之后，就有了努力的方向。就像一个走路的人，他知道他要去哪里，那么他的道路就很明确，他会克服路上的艰难险阻，重重困难，最后到达目的地。当目标达到后，学习的动力就会陡然增加。学习的动力之二，就是学习的兴趣。常言说兴趣是我们最好的老师，有了兴趣就有了动力，而且，这个动力会随着兴趣的发展而加速。总之，有关学习的动力还有各种各样的见解，这里述说的消除障碍、设定目标、学习兴趣三个关键词更为优势一些。

❿ 良好的学习习惯如何养成？

答：从我们一出生，实际上就已经开始学习了。无论是西方教育，还是东方教育，学习从 0 岁开始抓起，从娃娃抓起。据国外有关研究表明，在语言发展、好奇心、智能和社会化发展四种教育基础中，8 个月至 2 岁这段时期处于关键时期。可见良好的学习是从小就要培养的，良好的习惯也是从小培养起来的。在医院实习期间，就是一个学习实践的过程，也是一个专业习惯养成的过程，一切都是从零点开始，从新的起点开始。实习的学习与学校的学习有所不同，它更注重专业的实效性学习。而这种实效性的学习都有它的先后程序、规范动作，你必须严格遵循这些既定的程序去进行操作，次序不能颠倒，前后不能穿插，要领不能省略。这就需要每一位实习生认认真真，反反复复的练习学习，直到掌握并形成专业的习惯，这个过程就是学习养成最佳习惯的过程。所以说，要想养成良好的学习习惯，还需要自尊、自勉、自律、认真的鞭挞自己，培养自己。

十五、专科生与本科生的优势与追求

❶ 专科生的优势在哪里？

答：有大量的护理专科实习生和护理本科实习生在同一所医院里实习，在学历不同的情况下，专科生的优势在哪里？作为一名实习的专科生，只比学历可能会越比越没有劲头，要知道学历是一个可以改变的符号，只要坚持笔耕不辍的学习，只要坚持持之以恒的追求，学历会随着你的不断学习，不断进取而大大地改变。大专实习生在临床工作中的优势：

（1）年龄的优势。因为年龄比本科生小 1~2 岁，工作期限会长一些。

（2）灵活性的优势，易于变通，易于转弯。

（3）思想相对单纯一些，执行力、服从性更强一些，利于统一的管理。

❷ 专科生的学历如何提升？

答：在临床从事护理工作，作为专科生，为了今后的发展，学历的提升是非常必要的，这也是个不争的事实。因为，学历不仅仅是一个简单的文凭追求，但是，一定要追求。美国商业顾问汤姆·彼得斯给了学生们这样的忠告：

（1）教育是通向成功的唯一途径；

（2）教育并不以你获得的最后一张文凭而终止。终生学习在一个以知识为基础的社会里是绝对必须的。要认识到学习对我们个人，对我们的工作，对我们的发展，甚至对我们的生存，都具有着极其重大的意义。古人说："学而优则仕"、"学而不倦"、"活到老学到老。"都是教育人们不要放弃学习，不要放弃追求。在当今人人都面临着工作的压力，竞争的压力以及生活的压力，不学习，不努力，不提升，就会被淘汰出局。

❸ 专科生英语再培训有哪些重要性？

答：英语是一种世界性的通用语言，随着中国的改革开放，中外各国在外交、军事、文化、医疗等各个领域的交流越来越多，外国代表团到医院的访问也逐渐地增多，医院的医护人员出国参观学习的机会也随之增多。英语在医院的用途也越来越多，越来越广了。许多医院已经把英语作为护士年度考试考核的一项内容。因此，英语的学习强化是一种势在必然的趋势。作为一名专科学历的实习生，一定要审时度势，应该自觉地报名参加一些英语培训班的课程，坚韧不拔，坚持不懈，一定会不断提高自己的英语实力，拓宽眼界，走向世界的。

❹ 自考时间与实习时间冲突了怎么办？

答：在实习过程中，许多的专科生在学校报名参加了护理专业的本科自学考试。每年的自考时间有两次，一次在上半年的四月份，一次在下半年的十月份。大多数的学生从六七月份开始进入医院实习，如果参加十月份的自学考试，在时间上会与实习工作发生一些冲突。怎样化解这个问题，避免冲突，是需要一些技巧的。首先，作为实习生一定要认识清楚，自学考试是利用自己的时间，去学习、去充实、去提高自己现有的水平、知识和能力。其次，要认识清楚，自学考试是一项艰苦而考验意志力的学习。最后，要认识清楚，自学考试会与工作或其他事情相碰撞的，要学会有技巧的解决。那么，十月份参加自学考试的实习生如何请假？如何化解冲突的矛盾呢？

（1）及早与医院专职老师报告，说明考试的具体情况。包括考试的科目、考试时间、路途时间、请假时间。并征得老师的知情同意。

（2）准备好考试的相关证明，准考证等。

（3）充分利用好十一放假的时间，与科室护士长做好沟通和合理的工作排班。

（4）学校出具同意回原籍参加考试的信函证明。如果科室工作遇到了重大抢救，应以工作为重，只有暂时放弃考试，来年再考。

❺ 专科生未来的发展如何？

答：目前，在护理院校专科生的培养比例占大多数。随着护理教育事业的发展，随着医院护理专业的扩充，随着社会对护理人员高层次的需求，未来专科生的需求和发展是有很广阔的前景。因为，我们国家还有很多地方缺医少药，需要大量的护士，大量的护理人才去工作，专科生一定会有用武之地。另一方面，在我国的大城市、大医院里护理行业是人才济济，人才辈出。在此工作的大专学历的护士，就会面临学历的困扰，职称的考核，工作的竞争诸方面的压力。怎么克服排除这些压力，要制定一个远景计划，也就是学习目标的实施计划，这也是一个职业未来的发展计划。

❻ 本科生在实习中的优势是什么？

答：护理本科生在实习工作中有着极大的优势。

（1）学历的优势。

（2）自律性的优势。

（3）理解力的优势。

当然还有其他的优势，比如冷静、勤于思考、善于分析等优势，这些优势使具有本科学历的实习生在临床很受欢迎。但是，一定要学会把优势变为行之有效的东西，使它发挥最大的有效价值，成为实习群体中的主导力量。这样做，就是自身优势的体现，就是正能量的发挥。

❼ 本科生学历如何提升？

答：无论是毕业后直考研究生，还是工作后报考在职研究生，虽然路径有所不同，目标却是一致的。本科生学历的提升，应该提到一个高度来认识。学历的提升不仅仅局限于个人文凭的提升，更重要的是护理行业的提升，护士整体素质的提升，也是护理学术水平的提升。发展是硬道理，护理队伍要发展，就要培养人才，引进人才，建立人才奖励机制。为了你所从事的护理事业，所有的本科生应该携手一起向新的高度冲刺！

❽ 本科生英语再培训有哪些重要性？

答：即便在临床实习的本科生英语不错，但是，离与国际接轨的水平还是有明显的距离。为什么？原因有很多种。

（1）各省市院校英语的教学水平参差不齐。

（2）英语教学老师的水平各不相同。

（3）同是本科生学习的接受能力各不一样。

（4）口语对话水平普遍欠缺。

而且，语言的练习需要一定的环境，语言的巩固需要持久不间断的练习。基于上述情况，广大的本科生，非常有必要加强英语高层次的再培训，加强英语口语的精辟练习，加强英语实用表达的机会。对自身而言，就是给自己一个人生的机会，因为，机会常常是给那些有准备的人的。

❾ 实习时间与考研时间冲突了怎么办？

答：时间是宝贵的，时间在我们不经意中会悄悄地流失，如果按人的寿命 100 岁来计算，就是 36000 天；一天按 10 个小时计算，时间就是 360000 个小时。这个时间，在地球的长河里就是一个瞬间。所以，珍惜每一分，每一秒时间，不要让它悄悄地流逝。许多的本科生志向远大，要在实习结束后参加研究生的考试，这样，又要完成实习工作，又要温习功课，在时间上会发生冲突。其实，正确处理工学矛盾，摆正工作与考研的关系并不难。那就是向时间要学习，向时间要效率，只有向时间要时间。你使劲挤，它出来的就多；你再使足劲挤，它出来的就更多。实习是必须完成的一项学习，考研是一项未来的学习，二者相互配合好，就会成为一种互补、互助、互通的和谐关系，冲突就会变为一路的顺畅。

❿ 本科生未来的发展如何？

答：作为护理本科生未来的前景是光明的，未来的出路是看好的，未来的发展是广阔的。为什么这样说，在于护理这个行业的急速发展和护士高精尖人才的缺乏。目前，各大医院招收护士的标准相继提升，本科学历、研究生学历的护理人才备受热捧和欢迎。因此，本科生毕业后的发展之路有多条：

（1）考取研究生，继续在象牙塔里安心读书。

（2）应聘工作，到大医院去从事护理工作。

（3）出国深造。

（4）报考部队文职干部编制。

总之，坚守在护理工作岗位，不懈的钻研进取，一定会成为一名出色的护理专家。

十六、实习前中后的各种心理活动

❶ 实习前的伤感情绪如何克服？

答：就要离别生活了几年的母校，离别至亲的父母，离别朝夕相处的同学去实习，许多同学可能还要到一个陌生的城市去走你的实习之路。临近离别的日子，会有些惆怅，还会伤感，甚至会留下别离的眼泪。其实，这些都是人之常情，都是一个人心里情感的表达，无可厚非。只是过度的伤感是需要进行一下调整和梳理，需要一个小小的引导。否则，会给后续的实习带来不良的负面效应；会在个人的心里留下伤感的记忆；还会让父母亲人牵挂担心。因此，伤感的情绪需要化解。首先，要树立一个远大的志向。正确认识实习是所学专业的一个延续，是历练本领的一个过程，是由学生过渡到护士的一个转折，是走向社会的一个起点。想想，这么好的一个锻炼的机会，你能轻易放弃吗？不能！一定不能！其次，要学会坚强地面对一切。离别固然使我们伤感流泪，但是，年轻人的朝气勃发会冲淡这些淡淡的伤感，远方有你追逐的梦想，暂时放下儿女情长，留出一片心灵的天空，向远方起飞！最后一点，也是最实际的一点。一年之后，你学到了本领，完成了学业，拿到了就业的入场券。一想到这些人生最美妙的事情，你还会伤感？还会掉眼泪吗？

❷ 实习前焦虑怎么办？

答：有些同学在临近实习前，会出现焦虑的症状，会睡不着觉，还会做噩梦。这样的情况会直接影响到未来的实习，影响到个人的情绪情感，影响到家人的过度担忧。如何打破焦虑带来的干扰和困惑，如何改变焦虑带来的身体不适，如何消除焦虑带来的情绪波动。

（1）放松身心，做一些体育运动，如：跑步、打球、俯卧撑等。

（2）分散注意力，帮助父母做做家务劳动，还可以与好友、同学聊聊天，释放一下心中的不愉快。

（3）营造一个良好的睡眠环境，保证按时按点休息。

（4）可去看心理医生，协助一些必要安眠治疗。

在经过以上各种方法的采用后，相信焦虑的症状会自然而然的消除，睡眠也会随之得到良好的改善。

❸ 临行前如何与父母话别？

答：第二天就要踏上南去北往的列车，就要与爸爸妈妈分别了，可以说，在家最后一夜的心情，一定是非常的复杂和纠结。一方面是对实习生活的梦想憧憬，一方面是对亲人的恋恋不舍，另一方面是不知如何向父母表达此时自己想说的话。因为，你已经好多年未对他们说了。临行话别在古时候就有许多意境很深的诗歌与绝句，让人耳熟能详，朗朗上口，有一首脍炙人口的唐诗最能表达这种别离的心情。"慈母手中线，游子身上衣，临行密密缝，意恐迟迟归。"是啊，无论古代还是现代，母子连心的感人话题，常常使我们潸然泪下，语无伦次。语言的表达有时候成了年轻人与父母之间的障碍，由于内心羞于表达对父母的感恩，由于平时忽视对父母的语言表达，此时此刻，你听到的只是父母千言万语的嘱托，很难听到自己发自肺腑的感言。现在是时候对他们大声地说出一句话："爸爸、妈妈请你们保重身体！谢谢你们十几年来的培养教育！请你们放心！等我学成归来！"

④ **如何做好实习前的心理准备?**

答:决定到外埠医院去实习的同学,一定要做好充分的心理准备和思想准备。首先,要以一个平静的心态去考虑实习的事宜,考虑怎样面对近一年的实习生活,考虑实习中可能遇到的困难。同时,应该做出相应的个人规划,把自己的理想、志向与目标融入到实习的过程和规划之中。这样才能做到忙而不乱,有的放矢。一个人远离自己的家乡,远离学校,远离父母,具备一个良好的心理状态是非常重要的。那么,一个良好的心理状态应该是什么样子的呢?应该平静、自然、淡定;应该平和礼让、冷静应对、宠辱不惊;应该善于思考、善于协作、善解人意;应该具备较强的意志力、观察力和判断力。总之,具备一个良好的心理状态,会使你充分的记忆和享受实习过程中的痛苦与快乐、失去与得到、辛勤与收获,这会是你人生一笔难得的精神财富。

⑤ **如何做好实习前的物质准备?**

答:无论是到寒冷的北方,还是到温暖的南方,实习前的物质准备一定要做得充分,这需要做一下功课。

(1)了解当地气候冷暖的情况,便于衣物的准备。

(2)了解当地的饮食习惯,便于尽快地适应。

(3)了解住宿的情况,便于行李多少的携带。

(4)了解医院信息的资源,便于书籍的携带。

(5)了解交通的便捷情况,便于个人的出行。

(6)了解语言的使用,便于快捷的沟通。

(7)少带现金,存入银行卡更安全一些。

中国的南北方,是以长江为界而划分的,长江以北的地域为北方;以南的地域为南方。北方以寒冷为著称,过冬的衣服要厚暖一些；南方炎热潮湿，薄凉的衣服要多带一些。

⑥ 实习缺乏自信怎么办?

答：每个人的自信不是与生俱来的，而是后天得来的。这个后天就是来自于社会的实践，来自于生活的磨练，来自于自我不断的提升。作为一名实习生，面对未来的实习工作，面对从未接触过的临床护理，面对各种各样的病人，面对经验众多的专家老师。如果缺乏信念，缺乏勇气，缺乏自信，那样的话，就会直接影响到你实习的过程，甚至会导致你实习的失利。怎样提升自信，使自己的内心变得强大起来呢？只有一条：勇敢地面对一切，像暴风雨中的海燕，不畏雷电，不惧风雨，搏击海浪，冲向云霄。

⑦ 实习中如何克服紧张情绪?

答：紧张我们都会有，考试会紧张；演讲会紧张；面对生人我们也会紧张。紧张是人体精神及肉体两方面对外界事物反应的加强。是人对外界刺激的一种正常的生理反应，它折射了人们在心理、生理上对外界事物的一种应激反应的状态。一般人在紧张的时候会出现心悸、头痛、手脚颤抖、口齿不清、思考力、注意力不集中等情况；突发性的紧张还会产生一种恐惧感。那么，克服紧张情绪给我们带来的这些不良的反应，需要我们循序渐进的，反复多次的锻炼自己，使自己的意志力坚强柔韧，使自己的承受力足够抗压，使自己的控制力正向发挥。这样紧张的情绪才会慢慢地放松，紧张的神经就会自然的舒缓，紧张的心情就会静静的释然。举例：在护理技术操作考试的环节中，要克服拿持物钳手臂抖动的问题。

（1）增加练习的频次，一项操作可以做上百次的练习，会消除紧张带来的颤抖。

（2）增加动作的持续时间，一个动作可以持续几十分钟的时间，紧张也会缓解。

（3）增加在人多的同学面前练习，观看的人数越多，本身就是一个心理抗压的锻炼机会。

❽ 实习中产生畏难情绪怎么办?

答：遇到困难怎么办? 每一个人会有不同种的解决方法。困难就像一座山，有的人害怕它，在困难面前低下了头，采取了逃避的方式。有的人另辟蹊径，绕道而行，采取迂回的方式。还有一种人不畏艰险，不怕困苦，敢于迎着困难上，采取的是直接面对的方式。这三种不同的方法，反映了三种思维模式，也反映了三种不同人的人生观，态度观，苦乐观。作为一名实习生，应该树立自己的人生观，应该学会面对问题、面对困难，鼓起勇气，去解决它，去战胜它。畏难和逃避只能使自己陷入更深的痛苦境地，于事无补。乐观就是中和畏难情绪的灵丹妙药。

❾ 实习中受到批评怎么办?

答：实习中受到批评是难免的，人非圣贤，岂能无过。受到批评如何对待? 如何自省? 如何化批评为动力? 这才是问题的关键。批评也要两分法，哪些是说的正中要害，哪些是说的过火欠妥，哪些说的无关痛痒，要静下心来做一个比对分析。不能点火就着，暴跳如雷；也不能左耳进，右耳出，文过饰非；更不能我行我素，硬性对抗。

我们要把批评看做是一副良药，古人说得好："忠言逆耳利于行，良药苦口利于病。"这句话最能恰当地解释出我们应该如何正确的面对批评，如何坦然大度的面对逆境，如何将批评化为神奇的力量，成为自己前进中的动力。

⑩ 实习过程中的三个阶段会产生什么样的状况？

答：实习是一个既短暂而又漫长的学习过程。八个月时间，一个月按三十天来计算，是 240 天，除去休息和节假日，实习的总时间不过 160 余天，还不到一年的二分之一时间。如何克服实习中遇到的困难，顺利地结束实习工作，是摆在大家面前的一个最现实的问题。在刚刚进入医院，大家对医院的环境，对实习的憧憬，对自己的未来充满了美好的想象和期待。因此，在实习初期，工作劲头十足，表现力极强，好奇心倍增，感觉时间过得飞快。实习的中期，随着对工作的逐步了解和熟悉，会产生身体上的疲倦感，工作上的重复感，思想上的彷徨感，使工作的动力减速，表现陷于平平，新鲜感好奇心降低，感觉时间变得漫长。实习后期，随着素质的教育，思想的引导，工作的感悟，时间的推移，实习生在工作上增加了责任意识，工作由被动转变为主动，工作表现积极、稳妥、全面。开始适应环境，心态趋于正常，也悟到了实习的短暂，时间的紧迫，更加自觉向上了。

以上是实习生在三个不同阶段产生的不同状态，很像一条起伏不平的波浪。其实我们的人生何尝不是这样起起伏伏，跌跌撞撞，沟沟坎坎，最后终将顺利地到达遥远的彼岸。

十七、实习中的个人情感

❶ 实习中思念亲人怎么办?

答:实习阶段,远离亲人,难免会思念家乡,思念亲人,思念老师同学。特别是在工作中受到挫折,生活中遇到困难,身体生病,正是想家的时候,想念亲人的时候。此时,怎么办?

(1)立即与父母通个电话,听听他们久违的声音,但是,一定不要对他们哭泣,那会让他们更加为你担心。

(2)找个没人的地方大声地喊几声,发泄一下压抑已久思亲的情绪,释放一下自己内心的感慨。

(3)找老师找同学倾诉一下自己的痛苦,通过交流沟通的方式,会除掉自己心中的郁闷。

(4)分散一下注意力,看一本励志的书籍,学会在逆境中生存,使自己变得更加坚强。

(5)一把钥匙开一把锁,消除使你想家的原因,战胜工作中遇到的挫折,克服生活中遇到的困难,强壮自己的身体,减少生病的机会。那么,你在实习期间思念亲人的频率就会少了许多。

❷ 实习中亲人生病如何应对?

答:在实习期间,经常会发生自己的爷爷奶奶,父亲母亲,兄弟姐妹生病的情况。由于很多实习生都是远离自己的亲人,在外地实习。在这样的情况下,听到自己亲人生了病,显然会着急，会慌乱，会六神无主，也不知道怎样的应对和处理。对于刚刚迈出校门的学子来说，这也是情理之中的事情。那么，在现实中我们听到这类的信息应该怎样应对呢？首先，要学会冷静，只有头脑冷静下来才能思考，才能理出头绪，才能想出办法，才能顺理成章地处理好自己的家事。其次，一定要在电话里询问清楚家人生病的具体情况，马上把化验检查结果传真过来，找到自己实习医院的专家进行了解咨询。之后，把参考意见告诉家人，让他们安心，你自己通过与医生的接触也了解了亲人的情况，也会调整好自己的心态，以免造成工作上的失误。最后，如果亲人的病况非常严重，那你可以酌情请假回家进行探望。

❸ 实习中家庭发生重大事情如何应对？

答：在日常工作生活中，有些事情的发生常常是出乎我们预料之中的。经常会有一些突发事件，意外事件，让我们束手无策，难以应对。对于还没有独立承担起家庭责任和社会责任的实习生来说，他们的心理承受力还不够强大，还不够抗压，还不够成熟，还经不起狂风暴雨的击打和冲刷。一旦遇到家庭中的变故，生活中的不测或亲人的离世，就会出现失声痛哭、目光呆滞、表情痛苦、情绪低迷等情况。如何尽快地调整自己失控的情绪和情感，理智的面对现实，面对所发生的变故，调整好自己的情绪，是每一个实习生要解决的一道难题。举一个例子：一位实习生，突然接到家里来的电话，说父母因为一些小事情发生口角，闹着要离婚。她经过了一夜的痛苦和苦思，最后求助于老师，把家里发生的变故和自己的想法通盘说出。最后，在老师的帮助分析和启发下，她请假回家两天。晓之以理，动之以情地劝说自己的父母亲。最后，成功地使父母冰释前嫌，和好如初。

还有一位实习生，父亲得了癌症，生命危在旦夕，听到这个信息，她想到临行前父亲对她的嘱托和期望，坚持把夜班上完才匆忙赶回家中。最后，办完父亲的后事立即回到了医院。她说："父亲活着的时候就希望我把实习坚持下去，当一个好护士，我这样做也是为了实现他的念想。"有时候，朴实无华胜过千言万语。所以，面对突发的、意外的事件，应该保持一个良好的心态去求助、去应对、去解决、去克服。

④ 实习中与同学发生摩擦后如何相处？

答：在实习中，同学间会常常出现一些小小的不愉快或者小摩擦。这些小摩擦如果处理得不好，就会引发大的摩擦和争执，从而影响到同学之间的关系和相处。如何与有过摩擦的同学交流，如何与他们相处，也是实习生在实习过程中遇到的新问题。想想和我们一起来实习的同学们，大家朝夕相处，共处一室，为了一个共同的目标走到了一起，而这个共同的目标就是——圆满完成实习任务。在工作中，在生活中，在相处中难免会产生这样或那样的不愉快，小摩擦。怎么办？中国有句古话叫："远亲不如近邻。"说的是在远方的亲人都不如隔壁的邻居。为什么这么说，是有一定做人的道理。古人都能把自家与邻居的关系相处得这么和谐。我们就不能把自己的同学看成是自己的亲人吗？如果是自己的亲人，你就会原谅他，宽容他，不计较他对你的态度，对你的冲撞，对你的不敬。这样做的同时，也是在不断提高我们自身的胸怀，自身的素质，自身的修养。

⑤ 实习中与自己的男友怎么交往？

答：许多实习生在学校时就有了自己心仪的男朋友，在青春萌动的年龄，是可以理解的。歌德曾经说过："哪个少女不怀春，哪个少男不钟情。"我们不曾反对谈恋爱，也不曾阻止谈恋爱，只是想引导大家正确的谈，坦诚的谈，平和的谈。由于处于实习这个特殊的时期，可能你的男友与你身处异地，来往不便；可能你的男友与你不能天天相见，失去了往日的亲密；可能你的男友与你有了隔阂，沟通有些不畅。那也不要紧，你可以把暂时的分别视为对你们爱情的一个小考验；你可以把分别当做一种久别的企盼；你可以把分别看作给彼此一个冷静思考的空间。信息化的时代，时空已不是距离的阻隔，更多的是把你的心收回到你心房的那刻。因为，实习才是你当前的主业。

❻ 实习中个人情感发生突变如何处理？

答：在繁忙的工作中，作为一名实习生如果个人情感发生了突变，如何处理好情感问题，如何处理好工作与情感的问题，是实习生一个敏感的话题。

例：一名实习生在家乡有一个青梅竹马的男友，他们的父母在同一个单位工作，两家又住邻居。所以，他们两个从小玩耍长大，高中就确立了恋爱关系，他们双方的父母对于他们的这种关系，也采取了默认的态度。之后，他们分别考上了大学，她学的是护理专业，临近实习，她离开他到北京的一所大医院来实习。从此，两个人天各一方。当然，电话是天天打，见面就不那么容易了。她的男朋友也来看过她一两回，但是，怎奈远水解不了近渴。后来，她的男友又结交了一个新的女朋友，她知道后心里很痛苦，电话里不断的争吵，最后专程请假回去处理此事，实习也受到了一定的影响。

以上这个例子，在实习生中时有发生，既影响了工作，又造成了个人心理的阴影。那么，我们如何在实际中正确地处理个人情感呢？一是要稳定感情基础，处朋友要多交流，多沟通，要经常把自己实习的情况告知他，取得支持与关心；二是可以制定一个相互的目标约定，以一年实现各自的目标为约。这样，双方可以把自己的精力发挥到工作之中；三是出现了矛盾一定要说开了，不能赌气、不理或吵闹，那样做只能把问题搞得更加复杂，还会伤及双方的感情。四是要宽容大度，一旦朋友做不成，也不要成为敌人，要学会和平相处的原则。

❼ 实习中有了新的情感怎么办?

答：在实习过程中，由于工作的相识，生活的巧遇，会遇到新的朋友，会产生新的个人情感。但是，首先提醒大家，此时的头脑一定要冷静，一定要考量，一定要清楚，这段情感你能不能接受? 能不能继续? 能不能合拍? 因为，在实习期间，就实习生本人的情况来说，还没有毕业，还没有工作，还没有生活的阅历和经历。贸然地接受新的感情，一定要慎之又慎，一定要三思而后行。否则，会造成双方不必要的痛苦和情感的伤害。因为，感情的事情不像买东西，不好就退掉，它是双方感情的真心付出，是一种心灵的投入，也是各自心目中一种美好的愿望。当然，也可能此时是你找到了自己一生的真爱，那也是你一生的缘分吧。

❽ 实习中如何结识新朋友?

答：实习中会结识一些新朋友，这是一种很正常的人际交往。身体发育的常态与锁不住的青春萌动，使年轻人的心通常是不甘寂寞的。这里讲得关键词是如何判断，如何结识，如何与新的朋友交往。

举例：一个女孩，年满 21 岁，护理大专。人长得漂亮，脸庞白皙，长发飘飘，来到医院实习后，很招男孩子痴迷。有年轻病人主动追求的，也有给她介绍对象的，还有的是她看上的年轻医生。对于刚刚走出校门的她，一时不知道该怎样处理。她也不好意思请教老师，也不想让父母知道，同龄的好友也难以为她抉择。于是，她感到很痛苦，每天上班走神，一次差点把药发错了，挨了批评后，心情非常的沮丧。后来，她与一个追求她的病人好上了，不顾老师的劝说，家长的反对，最后，毅然终止了自己的实习。

通过这个典型的例子可以看出，年轻人在交友的时候，自身缺乏一定的识别力和判断力，没有一个正确婚恋观，也没有一个心理倾诉的场所。在结交新友的时候做出了不当的选择，既没有完成应该完成的学业，又伤了父母的心，也造成了不良的影响。所以，告诫我们的实习学生，在实习期间，首先要考虑以学业为重；其次学会交流，学会倾诉，学会请教；之后可以慢慢地了解，绝不能操之过急。相信真正的爱情是不会让你放弃学业，相信时间的等待才是真情的流露，相信一年后的你会完全有能力了解他，认识他，或远离他，拒绝他。

❾ 实习中如何应对纠缠者？

答：社会是缤纷多彩的，什么样的人都会有，生活中也难免会遇到一些图谋不轨，纠缠不休的人。对于一名走出校门，进入医院实习的学生来说，接触社会，了解社会，最终融入社会是一条必经之路。有时候，生活给我们一点教训，一点坎坷未必是坏的事情。如果你在实习中，遇到对你纠缠不休的人，首先是在思想上不能害怕恐惧，不要在外表上给人以懦弱可欺的表象，那样他会变本加厉的纠缠你；其次要学会巧妙的拒绝推脱，学会说"不"；再其次要当众挑明说破事情的真相，让他感到有一种无形的威慑力。这些方法都不奏效，必要时可以报警，以确保个人的人身安全。

❿ 实习中如何调整自己的心态？

答：实习是毕业到工作过渡的一个阶段，国家规定实习的时间为八个月，之后所有的实习生要参加全国护士执业资格的考试。在这段时间内，作为一名实习生，调整好自己的心态是很有必要的。心态是什么？心态即是心理的状态，是一个人的精神状态。心理学的定义是指动能心素和复合心素所包括的各种心理品质的修养和能力。其中，态度是心态反应的表现化，通过你的态度能够看到你的心态。马斯洛曾经说过："心态若改变，态度跟着改变；态度改变，习惯跟着改变；习惯改变，性格跟着改变，人生就跟着改变。"那么，我们在实习期间怎样把自己的心态调整好？首先要知道一个好的心态是什么样子的：应该展示一个积极向上、情绪高涨、热情有佳的精神状态；应该展示一个充满自信、努力进取、乐于助人的个人魅力；应该展示一个勤奋好学、不耻下问、孜孜不倦的学子风范。总之，要想调整好实习期间的心态，要不断思考，思考自己的未来；不断学习，学习专业的知识；不断付出，付出艰辛的劳动，有这样的决心和毅力，才能调整好自己的心态。

十八、如何学习做一名优秀的实习护士

① 优秀实习生应具备的条件有哪些？

答：优秀者应具备的条件，是一个客观的标准，同时，也是一个客观标准的条件。首先，优秀者在精神层面上要有理想，有志向，有追求。作为一名优秀的实习生，如果没有积极向上的精神，没有心中梦想的目标，没有高远执着的理想，就不可能具备优秀者最基本的内涵。其次，优秀者在学习工作中应该用高标准、高质量、高水平要求自己。这是一种内在的自我激励，是一种内在的自身驱动力，也是优秀者必须具备的条件之一。最后，优秀者在社会角色和生活角色中应该勇于承担责任，勇于宽容大度，勇于付出爱心，这些条件又是优秀者最基本的条件。一名实习生要想成为优秀实习生，更重要的是不断历练自己的内功，不断强大自己的内心，不断充实自己的勇气。

② 优秀实习生的基本素质有哪些？

答：优秀实习生应具备的基本素质大致包含以下五个方面：

（1）思想素质：做人正直向上，遵纪守法，勤奋敬业，刻苦学习。

（2）专业素质：知识广博，成绩优秀，专业扎实，服务热情。

（3）智力素质：有良好的记忆力、观察力、思考力、想象力。

（4）心理素质：具备自我情绪的稳定性，头脑思维的敏捷性，协调工作的独创性，团结共处的相容性。

（5）身体素质：具备充沛的精力、强壮的体力、坚韧不拔的耐力及连续作战的实力。

❸ 优秀实习生的追求目标是什么？

答：优秀实习生追求的目标只有一个，那就是成为众多实习生中的佼佼者。这是充满期望的、宽广笔直的一条大道，是最能实现青春理想的一个目标，是最能展示自我能力的一个平台。站在这个平台上，你可以大声地说出埋藏在自己心里的誓言，你也可以默默地暗下明日的决心，你也可以有足够的时间给自己一个未来的时机。因为，你们是一个追逐优秀的群体。

❹ 优秀实习生的内在动力是什么？

答：马斯洛的"基本需求层次理论"是一种行为科学的理论。他将人类的需求分为五种需求：生理上的需求、安全上的需求、情感和归属的需求、尊重的需求、自我实现的需求。马斯洛认为，当人的低层次需求被满足之后，会转而寻求实现高层次的需求。这种高层次的需求是一种人生境界的体现，是一种自我充实和满足感的体验，是一个人对价值观、道德观重新认识的过程。这也是追求优秀的人的一种内在动力，也是实现人生自我价值的一种态度的取向。当然，也应该是所有优秀实习生的人生价值取向和内外的动力。

❺ 优秀实习生的价值观是什么？

答：价值观的类型很多，有理性价值观、政治性价值观、社会性价值观、美的价值观等等。不同的价值观有不同的标准，不同的解释，不同的认定。比如：理性的价值观，是以知识和真理为中心的一种价值观。信仰这种价值观的人，常把追求真理看得高于一切。社会性价值观，是以群体和他人为中心的价值观，认为为群体为他人服务是最有价值的。而美的价值观则把外形、匀称、协调作为中心的价值观。那么，优秀实习生的价值观应该是什么？是把所学的护理知识、专业技能运用到实践中去，把护理当成一门艺术去探索、去研究、去开拓。

十九、实习结束需要做的事情

❶ 书写实习总结和个人鉴定的意义有哪些？

答：在实习结束的前两周，实习工作实际上已经进入了尾声。作为一名即将结束实习的学生，应该开始思考和着手书写实习鉴定和实习总结。首先要回顾一下实习阶段，在思想、学习、工作、生活等各个方面的收获、体会、感想和问题。然后，认真的打一个书面的草稿，把自己近八到十个月的实习情况进行一个客观、全面、系统的总结和鉴定。经过仔细的对照修改，工整的抄录到实习手册的实习总结、实习鉴定一栏内。

实习总结和实习鉴定，是实习工作中非常重要的一项工作，也是进入个人档案的一项标志性内容，对于你今后的个人考察、工作调动具有重要的参考价值。同时，书写实习总结和实习鉴定是对自己，对学校、对医院、对社会的一种应尽责任和义务。每一个实习生都要客观、正确、全面地评价自己数月以来的实习工作。

❷ 如何完成实习手册？

答：实习手册的内容，各个学校的页面、大小、格式基本上都很相似。实习学生先要读懂它，才能按标识的内容格式和要求规定填写完整；需要带教老师填写的考核分数、评价内容，一般要求每轮转一个科室，就要及时填写完毕；需要医院负责部门填写的鉴定和内容，在实习生上交实习手册后，由专职教学部门老师根据实习生在医院的思想品格、理论考试、操作考核、工作表现给予客观的书写鉴定，并签字盖章。另外，在实习结束前，上交实习手册时，实习生要对手册进行一遍仔细的核对和检查，要求字迹清晰、内容真实、填写准确、时间属实、签名规范。

❸ 实习医院书写实习鉴定的内容有哪些？

答：实习医院在实习生完成实习工作之前，要对所有的实习生进行一个常规的考评鉴定。这个考评鉴定对于实习生个人来说，是很重要的。但是，鉴定的客观性、公正性、真实性对于他们来说更为重要。如何对实习生的思想、工作、学习做出一个理性客观准确的鉴定，也是衡量评价一个医院在实习管理工作中的严谨求实的工作作风。所以，一般医院书写实习鉴定大致是从以下几个方面来书写评价的。

（1）思想品格：参加活动、关心集体、助人为乐、热情服务、拾金不昧、考勤纪律。

（2）工作情况：积极主动、吃苦耐劳、沟通交流、加班加点、虚心求教、灵活应对、无差错发生。

（3）学习情况：理论考试成绩、操作考核成绩、培训考核成绩、专科考核成绩、临床科室评价。

（4）其他情况：评奖评功、公益救助、参加献血、担任职务等等方面。

作为一名护理实习生，应该了解知情医院对实习生书写鉴定的内容和意义，这样才能更好地约束自己，鞭策自己，才能知己知彼，百战不殆。

❹ 实习结业典礼的意义有哪些？

答：历经八至十个月的时间，实习终于结束了。会有一个结业典礼，这也是一个简单的庆祝和仪式。庆祝的内容是什么？无外乎是领导讲话，学生代表讲话，表彰优秀等等事宜。但是，它是你进入职业生涯的初始，也是你实习结束的最后一课，它会深远而持久地存留在你的记忆之中。

告别医院，告别老师，告别一起朝夕相处的同学。在一片闪光灯的"咔嚓"声中留下友谊的情影，流下相别的眼泪，也留下一路的歌声。"长亭外，古道旁，芳草碧连天……。"一首《送别》在耳边永远地留住了难忘的余音。

❺ 取回实习手册要看什么？

答：当你拿回你的实习手册，首先要看看实习手册有无漏填，实习手册有无盖章，实习手册有没有短缺掉页，是否需要补充，哪些内容还需要加盖公章。为什么要提醒这类事宜呢？因为这是实习生在实习阶段，唯一的一份入档文件，需要慎重对待；此外，一些去外地工作的实习生，如果实习手册在某个环节中出现了误差，在人地分离的情况下，也会造成不必要的麻烦；再有，就业单位需要实习医院的签名盖章，核对检查一下会更加保险。

❻ 怎样购买车票收拾行囊？

答：结束实习后，首先要确定返校的日期，再去购买车票或机票。因为，在一些大城市实习，赶到节日前，会出现一票难求的情况。所以，及时查阅信息，提前订票，尽早准备，是非常必要的。提醒，千万不要到一些不正规的地方或票贩子手中购买车票，以免上当受骗。

要离开医院回家了，个人的物品一定很多，收拾行囊打包邮寄也不是一件易事。

温馨提示：大件的物品打包托运，像被褥、书籍、行李类的东西；小件物品及贵重的东西要随身携带；特别是本人的学生证、身份证、实习手册、钱、卡一定要检查收好，防止丢失；

还有就是要把一些用处不大，弃之可惜的物品做一下处理，像一些小镜子、小书桌、小物品可以送给好友同学。没用的物品也不要乱扔，把它收拾好送到废品回收站，达到物尽其用。

❼ 清退宿舍前还要做什么？

答：在离开医院之前，要找到宿舍管理的老师和工作人员，清退押金，一并把宿舍卫生清理打扫干净，最后上交钥匙。同时，还要检查租借医院的图书、物品、器械借条，有无归还。再有要检查一下饭卡、水卡是否清退。

当这些事情均已办理完毕，就可以乘车离开实习医院，出发前要打出一个提前量，最少提前一小时赶往火车站。一定要看清火车的发车车站、列车车次、开车时间以及到达时间，以免延误车次和时间。

❽ 与老师最后一次谈话的内容有哪些？

答：就要回到学校，就要回到家乡，也可能这是最后的分别。作为实习了近8个月的你，在即将离开实习医院的时候，一定要与管理实习培训的老师做一次有意义的谈话。因为，老师会送给你最真的训导，最诚的箴言，最后的嘱咐。你也可以与老师交流一下数月来你实习的感受，交流一下在为病人服务中你的情感变化，交流一下你所看、所学、所体会到的人生感悟。这个谈话的内容会对你有终身的影响，也会给你留下终身的记忆，更会为你今后的工作指点迷津。

❾ 老师的毕业赠言是什么？

毕业赠言

毕业是一种惆怅？毕业是一种挣脱？毕业是一个长长的休

止符?

毕业是学生的心愿!毕业是家长的期盼!毕业是老师卸下的重负!

当你面对一张张成熟的脸庞,当你望着一双双清澈的眼睛,当你走下高高的讲坛,下面是什么?是橙的麦田,是花的清香,是海的湛蓝,是绿的希望。

在 2010 年的夏季,182 个英姿勃勃的青年走进了我们解放军总医院第一附属医院的大门。

记得你们那稚嫩的眼神,记得你们那紧张的神情,记得你们那怯怯地问语……

这一切的一切,就发生在昨天的那个炎炎夏日。

漫长而短暂的实习,你们有眼泪、有委屈、有痛苦、有挣扎、有后悔。但是你们却勇敢的坚持下来了。你们收获了金色的种子,你们得到了人生的启迪,你们历练了稚嫩的肩膀。更重要的是,你们学会了懂得,学会了理解,学会了做人。

作为你们十个月的老师,在你们即将毕业的前夕,我为你们自豪,为你们骄傲,为你们祝福!因为,你们已经学精了知识,学会了技能,学到了本领。你们有了一个职业的归宿,有了一个社会的立足,有了一个志向的起点。

希望是什么?希望你们大踏步地走向事业的春天,为自己书写辉煌的一笔,为未来的护理事业涂抹绚丽的光彩。

送别是伤感的,不送别又是不可能的,我们师生的镜头就定格在这分别的今昔。

爱你们的老师:唐中华

❿ 回校毕业有哪些收获?

答:回到久别的校园,又现昨日的情景。操场上奔跑着跃跃欲试的学弟们,通往学校图书馆的台阶上有抱书而行的学妹们,不时在你面前走过似曾熟悉的老师们,连见到看门的大叔都感到那么的无比亲切。抚摸激动的心扉，已然不是那么的狂跳，实习的经历给了你一份真实的宁静。不再是昨日懵懂的小丫，此时，站在校园里的你，已经蜕变成了一只欲飞的蝴蝶。相信你一年来收获的自信，相信你凭借自己的付出获得的实力，相信你已经踏上了一条崎岖但光明的道路。接下来要做的事，就是坐在教室里，拿出书本，再次聆听老师的教诲。因为，你需要补习知识，强化记忆，迎接即将到来的毕业考试，迎接全国护士执业资格的统一考试。预祝你成功！

二十、参加全国护士执业资格考试的初步准备

❶ 如何准备护士执业资格的考试？

答：首先要了解清楚考试的报名方式，考试的时间，考试的内容，报考手续的办理等等情况。之后，要做出个人备考的计划，计划内容应该有时间上的分配，什么时间看书，什么时间作题，什么时间进行自我模拟测试，包括购买什么类型的参考书和题集试卷。然后，按所定的计划进行具体的安排实施。这里首先告诉大家，资格的考试原则上每年举行一次，由国家卫生部门负责组织实施此项考试。大多数的考生均为护理专业应届毕业生，也有往届未通过或未考的考生。考试地点在考生报名所在地参加考试。

❷ 考试前需要做哪些心理准备？

答：参加全国执业资格考试，是一次重要的国家级考试，作为一名考生要做好充分的心理准备。言简意赅的说：摆正心态，平和面对；精心准备，应对自如；勇于吃苦，去除惰性。既不要紧张过度，也不要松懈无为；既不要信誓旦旦，也不要唉声叹气；既不要怨天尤人，也不要轻易放弃。因为，保持一个良好的心理状态，奠定一个厚实的心理准备，展示一个强大的抗压能力，才能信心十足的、迎接这次重量级的、关乎个人命运的考试。

❸ 考试前的时间如何安排？

答：从进入临床实习，就应该做好参加考试的准备，因为从实习开始到正式考试，大致有 11 个月的时间。在这段时间内，既要完成实习工作，又要准备参加资格考试，时间组合计划不好，是比较紧张的。如何调整好时间，计划好时间，利用好时间，是每一个实习生必须考虑和筹划的大事情。但是，要指出一点，临床实习本身就是一种实践性的学习，把在学校所学的理论知识与临床的具体工作相结合，是一种更加深化的学习。护士资格考试分为两个考试科目：专业实务和实践能力。8 个月的实习时间，就是提高实习生实践能力的一个全过程，再利用 2~3 个月的时间可以系统地复习演练模拟试卷的考试，加上学校考前的辅导以及合理的时间安排，大多数实习生会顺利通过考试的。即便有些人落榜，也尽到自己最大努力了，不要泄气，来年再考。

❹ 如何报名参加护士执业资格的考试？

答：凡参加当年全国护士执业资格考试的考生，均登录中国卫生人才网进行网上报名，并持有报名申请表及相关证件、材料进行现场确认（具体时间、地点参照考区，以考点的公告为准。）要求进行个人信息的详细核实确认。每年报名的时间大致是在十二月份，以网上通知为准。报名后，通过资格审核确认者，可在中国卫生人才网上自行打印准考证，报名过程结束。考生拿到准考证后，一定要认真仔细阅读准考证上面的内容、要求、注意事项，保存好，以防丢失。

❺ 如何了解执业资格考试的具体时间？

答：考试的时间每年会在中国卫生人才网上进行公布，

每位考生均能在网上查询到具体准确的考试时间。历年考试时间基本上是在当年的五月份，明确考试的具体时间，对于考生尤为重要，因为从报名到考试会有四至五个月的时间，考生一定要做出醒目的提示与标识，以防忘记，否则考试的准备会付之东流的。另外，在考后四十五个工作日内，考试成绩将在网上公布，考生可凭准考证号和有效证件号进行成绩查询并下载打印成绩单。在考试成绩合格线公布之后，合格者可凭本人准考证号及有效证件同样在网上下载打印成绩合格证明，作为申请护士执业资格注册的有效证件。

❻ 如何到书店挑选一些模拟试卷？

答：在书店里，在网络上，各种各样的护士执业资格考试题集试卷扑面而来，让即将参加考试的考生们不知从何入手。这种情况，一方面反映了国家对护理工作的重视，对护士执业资格考试的重视；另一方面也反映了市场的竞争。大家都宣传自己的考题内容丰富，科学权威，考题经典，考点精确。无论多么经典的备考书籍，无论多么精确的备考试卷，最终选择的是考试的人。那么，如何挑选，如何选到对自己有帮助，有指导，有推动的题集试卷，有几个小方法供参考：

（1）选择全国护士执业资格考试用书编写专家委员会编写的指导性用书，具有它的科学性和权威性。

（2）选择大的出版社出版的题集用书，有质量上的保证。

（3）选择连续出版多年，需求量大的题集用书。

（4）网上了解哪些题集书畅销，也是一个参考。

（5）了解学校的师姐、师哥他们的用书经验。

总之，要精心挑选，刻苦练习，力争通过是最终之目的。

❼ 执业资格考试内容的目录有哪些作用？

答：在全国护士执业资格考试用书编写专家委员会编写的同步练习题集中涵盖了二十一个章节的考试题集目录。目录是我们看书学习的重要骨架，目录又是实习学生参加考试的一个精华汇集。目录不仅画龙点睛的展示了题集的概况和要点，更重要的是提纲挈领地汇聚了题集的考试内容。所以，抓住目录的中心词、关键词去领会吸收题集中的重点难点，寻着它的脉络按部就班的、全面的、系统的进行复习和演练，对考试会有极大的帮助。

⑧ 执业资格考试的方法有哪些？

答：在护士执业资格考试大纲中明确规定了考试的方法、考试的内容、考试科目的划分、题型的说明及样例。其中考试方法摘录如下：

（1）题型与题量

护士执业资格考试试题全部采用选择题。试题题型采用包含临床背景的题型，主要使用 A2、A3、A4 题型，逐步增加案例分析、多媒体试题，辅以少量考查概念的 A1 题型。

考试分专业实务和实践能力两个科目，每个科目题量为 120~160 题。

（2）评分与分数报告

采用计算机阅卷评分。对考试成绩合格考生，提供考生成绩单和护士执业资格考试成绩合格证明。

大纲阐明了护士执业资格考试的细则及具体方法，从题型到科目，从评分到发放成绩单及考试合格证明，简明扼要，简单易懂，为考生提供了方便，希望好好的通读。

❾ 执业资格考试的内容是什么?

答:护士执业资格考试的内容涵盖了五大类内容:

（1）试卷内容结构。

（2）考试涉及的主要护理任务。

（3）知识模块。

（4）各类常见疾病。

（5）其他知识模块。

仅从标题上看只有30余字,展开的内容就是铺天盖地了。考试大纲详细地解释了护士执业资格考试的内容及细则,包括试卷内容的结构分析含3个方面:主要的护理任务、完成任务所需要运用的护理知识、各类常见疾病。而在主要护理任务里又分为7类任务:照护病人,满足病人基本需求;与辅助治疗相关的任务;沟通、协调活动;评估、评价活动;保证病人安全;健康指导;伦理、法律活动。知识模块包括3类:护理工作需要的医学基础知识;护理专业知识和技能;护理相关的社会人文知识。常见疾病含16类,从循环系统到生命发展保障,几乎囊括了所有的疾病分类。其他模块含4大类内容:主要有基础护理和技能;法律法规与护理管理;护理伦理;人际沟通。以上的考试内容,确实需要考生好好的下功夫努力学习。

❿ 执业资格考试有哪些题型?

答:考试大纲中指出考试的题型分四种类型:A1、A2、A3、A4。所有试题由一个题干和五个选项组合而成,其中五个选项中只有一个是正确答案,其余为干扰答案,这就需要考生仔细审题,再三斟酌,做出准确判断,找出最佳选项答案。

A1型题的特点:提出问题简明扼要,考查对单个知识点的掌握。

A2 型题的特点：叙述一段简要病历，考查分析判断能力。

A3 型题的特点：叙述一个以病人为中心的临床情景，针对相关情景提出测试要点不同的 2~3 个相互独立的问题。

A4 型题的特点：叙述一个以单一病人或家庭为中心的临床情景，拟出 4~6 个相互独立的问题，问题可随病情的发展逐步增加部分新的信息，考查临床的综合能力。

以上四种不同类型的题型，对于考生在专业实务与实践能力诸方面进行测试考查，为的是全面提高考生的专业素质和专业水平。

⑪ 怎样理解执业资格考试科目的内容?

答：护士执业资格考试的科目包括两个科目：第一是专业实务；第二是实践能力。从字意上来说很好理解，摘录一段《全国护士执业资格考试指导》中对于以上两个考试科目的解释，就更加地清楚明白。"专业实务科目考察内容：运用与护理工作相关的知识，有效而安全地完成护理工作的能力。实践能力科目考察内容：运用护理专业知识和技能完成护理任务的能力。"

（1）专业实务科目的概念理解：是考查考生能否运用已掌握的护理工作的知识，顺利地完成护理工作，考查考生在护理过程中的运用能力。考试内容包含了相关的医学知识，基护技能，临床工作能力，社会及人文知识。

（2）实践能力科目的概念理解：是检验考生能否正确运用所学的专业知识、专业技能完成临床任务，考查考生在临床的实践能力。考试涉及了疾病的临床表现、治疗原则、健康评估、护理程序、专业技术、健康教育诸方面的内容。需要考生把以上两个主题的概念了解清楚，才能自如的去应对考试题目。

⑫ 如何进行执业资格考题的自测练习？

答：护士执业资格考试用书练习题集也是多种多样，大同小异，刚一接触会有些摸不着头脑，找不到南北。静下来仔细翻阅，通读学习，就会找出一定的规律。例：

（1）一个章节内容，会列出1~4种A题型，供考生选作，而这4种题型的题量不等。有的是80道题，有的是100道题，还有的是200道题，汇集到一起约有400余道题，这个题量还是很大的，如果一气做完，在时间的练习上与考试的时间不相吻合。可以分段分次的练习做题，这样既把握了时间的控制，又把握住了题量的控制，从而达到了模拟真实考试的练习。

（2）做题之前一定要先看《全国护士执业资格考试大纲》《全国护士执业资格考试指导》这些权威性的书籍以及一些其他参考性书籍。消化吸收之后，再进行题集的演练。

（3）对于重点难点的习题解析，要作为主要内容去理解，去看书、去分析，不能只靠死记硬背，要融会贯通，要举一反三。

（4）持续、反复、多次的练习，相信功夫不负有心人，一定会取得良好的成绩。

⑬ 如何尝试把考试时间合理的分配？

答：合理分配考卷的作答时间，对于考试来说是非常重要的技巧，需要我们理性的思考、筹划、实施。像护士执业资格这样的全国性考试，考试时间是严格限定的，一般为2个小时30分钟，也就是150分钟。如果按135道题计算，四舍五入平均每道题的可用时间为1.1分钟。那么，可以把考题作答的时间进行合理的时间分配。将题三分法：一为简单会做的题；二为似会非会的题；三为难度大不会做的题。把时间也三分法：平均每一部分做题时间为 50 分钟。我们估算一下，简单会做的题 45 道，每道题看一遍，答一遍，审一遍按 30 秒钟计算，也就是答题时间为 22.5 分钟，熟练的话这个时间还可以缩短一些。还有似会非会的题 45 道，每题作答 1 分钟，是 45 分钟。不易做的难题每题作答 1.5 分钟，是 67.5 分钟。三个时间相加为 135 分钟，余 15 分钟为卷面检查时间。如果按这样的时间进行考卷的答题分配，考试时就会心里有底，做题时就会心里有数，免去了盲目答题的无计划性，免去了不知所措造成的心理恐慌，会为你的考试消除了一定的心理压力。

⑭ 考试的小秘诀有哪些？

答：寻求考试秘诀，是每一个参加考试的人所期望、所梦想的，相信没有一个人不想知道。关键是你怎样理解这个秘诀。有的人求佛拜神，祈求保佑；有的人不择手段，抄袭作弊；有的人苦下功夫，认真读书，最后凭借的是自己的真才实学。有一句谚语："书山有路勤为径，学海无涯苦作舟。"最能贴近表述出学习的真谛在哪里。直白的告诉大家，考试的秘诀人人都有，人人都会，就看你有没有毅力做到，以勤为径，以苦为乐，勤奋与刻苦就是考试的秘诀。

⑮ 护士执业注册的申请条件有哪些？

答：护士执业资格考试实行全国统一大纲、统一命题、统一合格标准。合格标准由考试委员会确定公布。如果你在网上查询到了自己的分数，也查询到了全国护士执业资格考试标准分数线，并顺利地通过了护士执业资格考试，那你就有资格申请办理护士执业注册了，这也是护士申请执业注册的最重要的条件之一。其他，还需要依托你所在的工作单位进行相关事宜的审核通过，一并到卫生部门办理注册手续。

二十一、护理职业的未来规划

① 如何夯实做一名职业护士的信念？

答：在医院实习的经历，是每一个护理实习生一生最难忘的时光。近一年的实习，让学子们懂得了许多，学会了很多，经历了更多。这个过程，就像一粒粒珍珠，由一条结实的线段串起。在穿越时空的瞬间，有眼晕黑矇的时候，有跌撞疼痛的时候，有爬起再战的时候，这些都是为了什么？作为护理职业的准新人，细细的想一想，为了职业的信念，为了等待你的病人，为了心中那盏能带来温暖的小灯，为了能照亮未来的世界，夯实你做护士的信念吧！

② 护士的角色是什么？

答：护士是健康、保健领域中最重要的社会角色之一，护士角色的概念是指护士应具有与职业相适应的社会行为模式，护士的角色经历了不同历史阶段的发展时期。在历史上护士代表了母亲的形象，关爱照顾生病的子女；护士代表了宗教的形象，修女担负起拯救照顾病人的义务，付出她们的爱心与仁慈；代表了仆人的形象，这个时期是护理历史的一个"混沌黑暗"的时期。现在，护士有了专业化正规培训的院校，同时，加入了新元素的教育理念。现代护理，赋予护士的角色是一个多元化的角色：

（1）护理计划者。

（2）护理活动执行者。

（3）管理协调者。

（4）健康教育者。

（5）健康咨询者。

（6）病人代言人。

（7）护理研究者。

❸ 护士的语言行为有哪些？

答：古希腊的希波克拉底曾经有一句名言："医生有两种东西能治病，一是药物，二是语言。"说明语言在治病的过程中与药物治病是各占 50%，也说明语言在治病中的分量与重要性。在临床工作中，护士与病人的交流沟通都是要通过语言来进行的。作为实习生，首先要了解护士的语言行为规范，才能运用好规范性的语言行为。那么，护士的语言行为有哪些内容呢？大致有如下几点：

（1）护理用语的要求：护士要注重语言的规范性、情感性、保密性。

（2）护理日常用语：包含迎来送往的常用语言，以及致谢征询用语等。

（3）护理操作用语：是一种解释性的用语，护士在操作前、操作中、操作后对病人做出内容不同的三种解释。便于病人及时了解与配合操作，使护理操作顺利圆满完成。

❹ 护士的非语言行为有哪些？

答：非语言与语言顾名思义，一个是通过体态的表达进行交流，所以非语言也叫体态语言；一个是通过自身的语言进行交流。非语言的行为具体包含哪些内容：

（1）肢体语言；比如用打手势进行交流。

（2）面部表情；眼睛的注视、微笑、摇头都是一种非语言的交流方法。

（3）位置与距离；护士与病人之间的距离，所站的位置，都能直接影响到病人内心的感受，都能体验到护士的关爱与否，这些都不能忽视。

❺ 护士应具备的基本素质有哪些？

答：

（1）人文素质：基础文化知识，及人文社科知识。

（2）专业素质：专业基础、专业理论、专业技能。

（3）思想素质：职业操守、思想品格、人格魅力、慎独精神。

（4）心理素质：有事业心、良好的从业动机、坚强的意志力、美好的情感、良好的性格、稳定的情绪情感。

这些都是一个护士应该具备的基本素质和良好的人文修养。

❻ 护士自身的目标是什么？

答：

（1）实习生的目标：当一名护士。去一所大医院找一份护士的工作，能胜任护理的每一项工作。

（2）护士的目标：做一名优秀护士。得到病人、护士长、同事们的认可，得到医院、社会的认同。

（3）高年资护士的目标：当一名护士长。不断提升自己的内涵，不断展示自己的管理能力，转换自己的角色，走上一个护理管理的平台。

（4）科护士长的目标：当一名高层次的管理者，总护士长、护理部主任。实现自己的职业价值，实现自己的职业理想，站在一个更高的管理平台上。

（5）护理的高层管理者的目标：做护理的教育者、传授者、工作者。传授知识，培养人才，播种希望，收获良种。

（6）每一个护士在有生之年的目标：向护理的最高荣誉——"南丁格尔"奖冲刺，这也是千千万万护士最终的目标。

❼ 留在实习医院工作的优势有哪些？

答：实习结束后，有许多实习生选择留在实习医院工作。这对于他们来说，是一个不错的选择。因为留在实习过的医院工作，优势有很多项。

（1）被录用的机会大。

（2）免去了重新找工作的压力，免去了各种面试的奔波。

（3）工作环境不用再重新去适应，包括人、物、场地都很熟悉。

（4）进入角色迅速，能很快胜任完成护理工作。

（5）可以及时得到科室、老师的帮助和指导，尽早的独立工作，尽早的拿到工资。

（6）个人教育得天独厚的连续性。

当然，优势还有很多，自己可以去想，去归纳。

❽ 怎样能留在实习医院工作？

答：怎样才能留在实习医院工作呢？特别是留在三级甲等以上的医院工作。首先，在实习早期就要与家人父母商量，做出一个留走的初步想法。其二决定留下，那么就要收集医院历年护士留用的情况信息，得到第一手资料，以供自己今后的参考。第三了解护士聘用的具体考核条件，包括身高、学历、形象、礼仪、操作等各方面的硬性条件，对照自己在这些方面的条件做出一定的判断。第四在实习的过程中给自己制定出一个相应的计划及可行的措施，督促自己不断地向预定的目标进军。第五不断修正自己的实习计划，虚心向带教的老师讨教工作、学习、技术操作、基础考核等相关的问题，不断地提升自身的素质和水平。第六如果你在实习结束时在思品、工作、学习、生活等各个方面取得了优秀的成绩。那么，你离留用的距离又近了一步。

当然，最后的一步，也是最关键的一步，就是执业考试。如果你顺利通过全国护士执业资格考试，那么，你留下工作的心愿几乎就要实现了。当然，也不能排除其他的特殊情况。

⑨ 如何选择到心仪的科室工作？

答：这个问题很实际，作为一名职场新人，大部分的实习生在毕业之后，都愿意选择到自己实习过的心仪科室去工作。在那里，寄托着每一个年轻护理人不同的职业梦想。有因为喜欢小朋友，愿意到小儿科工作的；因为见习过接生，愿意到妇产科工作的；有动作麻利干脆，愿意到手术科室工作的；有性格豪爽，愿意到外科行列工作的；也有生性细腻，愿意到内科科室工作的。不过，这只是你自己一厢情愿的事情。你到底适不适合在以上的科室工作，还需要你所要去的科室认可。因为，喜欢小朋友，不一定就适合到小儿科工作，还要看你的亲和力应变力和综合素质；还要看你有没有极大的耐心、细心和责任心；甚至还要有甜美的声音和柔和的外貌。

如何做出选择？如何选择成功？的确不是一件容易的事情，更重要的是要看你实际工作的能力和水平。一是在实习的科室积极努力，虚心求教，得到带教老师的认同；二是善于交流，热心服务，得到病人的赞扬；三是灵活机智，加班加点，充分展示自己的才能，得到科室护士长的肯定；四是实习成绩优秀，通过护理部的各项考核标准。

如果得到和通过了以上的认同、赞扬、肯定、标准，那么离你职业的希望和选择就会越来越近，因为你用自己的行动赢得了科室、老师、病人、护士长、护理部对你的信任、赞誉和认可。择优录取，相信他们会选择优秀的你。

❿ 去不了心仪的科室工作怎么办？

答：许多实习生在实习的过程中，会发生这样一种情况，就是对实习过的某一个科室喜欢有佳，情有独钟，期许自己将来毕业后留在这里参加工作。但是，喜欢毕竟是个人的主观意愿，是一方的自我认同，也是站在自己立场上的一种单项选择。这种自我和期许认同的意愿，在现实中经常与现实相悖。因为，你认同的科室，科室未必认同你；你选择的科室，科室未必选择你。这就出现了一个去不了你心仪的科室工作怎么办的问题？要解决这个现实而困惑的问题，其实不难。有一个成语叫随遇而安，什么意思呢？就是说当你遇到困难，遇到解决不了的事情，就要用心平静气的态度来应对和处理所面对的事情。只有这样，才会泰然处之，立于不败之地。也就是说，你要学会改变自己，使自己逐渐地适应科室的工作，而不是采取简单的放弃，一走了之来面对这个问题。实践证明，许多的实习生到他们初期未选择的科室工作后，反而获得了意想不到的成功。送给还在为此苦恼的实习生一句话："选择就是不选择！"

⓫ 实习后是回故乡还是留在外地工作呢？

答：很多实习生在实习医院实习期满后，毅然选择了回到故乡参加工作。每一个人都有选择工作地点和场所的权利。回故乡和留在他乡，各有利弊，同学们需要思考的是自己对人生、职业的规划和目标，结合自身的实际条件作出决策。

例：一个护理实习生毕业了，家乡的医院虽小，但是能够有机会考入医院的事业编制，这就是一个不小的优势条件。最起码工作固定，收入稳定，不会下岗。

例：一个实习生家境不好，父母生病，身边需要照顾。为了孝顺父母，照顾家人，且亲戚朋友都在周边，回本地工作离父母近，是她选择的一个目的。

例：一个实习生，本地新建一所医院，床位千张，急需人才，待遇与实习医院持平，且发展空间较大，选择回本地医院工作，是她考虑到今后自身发展的平台和空间很大。

总之，就业是毕业的第一步，要迈出这人生的第一步，做出正确的选择需要三思而后行。

⑫ 在诊所和医院工作有什么不同？

答：护士的就业渠道多种多样，有些护生会到私人诊所工作。在诊所工作与在医院里工作，各方面都是有所差异的。医院是一个系统完整的医疗机构，它充分体现了一个"大"的概念；诊所是一个相对"小"的医疗补充。还有，业务的交流，规范的操作，发展的平台，视野的广阔都是一个不小的差异。

当然，麻雀虽小五脏俱全。只要有心，只要努力，在任何一个工作岗位上都能做出优异的成绩。

⑬ 是就业还是继续上学深造呢？

答：临床的实习结束在即，毕业的通道已经打开。在人生再次选择的时刻，许多护理界的莘莘学子陷入了两难的境地。一是就业参加工作；二是继续上学深造。的确，这是个两难的选择。

有这样一个学生，是医学院的本科生，她的头上有着许多的光环，学生会主席，优秀班干部，风范礼仪一等奖，还有着骄人的学习业绩。在她的内心里，非常想继续考研，继续读书。但是，由于爸爸妈妈都下岗了，而且身体状况不好，她不想让父母再为她更多的付出，鉴于这样的考虑她毅然地选择了工作。还有一位学生，同样家境状况也不好，她做出决定继续上学，并考取了研究生。她说她要利用业余时间打工，交学费，完成自己梦寐以求的研究生学业。两种不同的选择，我们不能厚此薄彼，妄加非议。因为，每个人的生活经历不同，对事物的认识看法也不同。因此，她们做出的选择也不同。无论你做出什么样的选择，无愧你的理想，无愧你的青春，无愧于这个时代，就是你最明智的抉择。

⑭ 护士可以改行做其他工作吗？

答：常言说："条条大路通罗马。"这话说得一点也不假，当今，瞬间的变化，信息的流通，职业的多元，筑就了思想快速的运转。护理专业每年不从事这项专业的护士也不乏其人，这是不是职业的瓶颈？需要我们进一步深入的思考和探讨。不过，从另外一个角度讲，对不适应做护理工作的护生来说，又多了一个职业挑选的余地。比如有的护生选择进入航空服务业，在人性化服务的过程中，她们多了一项救护的优势；有的护生做了医药推销员，在职业形象言谈举止方面，他们也会得到专业的认可；有的护生成为了管理者，脚踏实地、有条不紊、眼疾手快的素养，成就他们日后坚实的事业……所以，路在自己的脚下，我们每个人都有自己最终的职业选择，每个人也会照着自己最终选择的路走下去。

⑮ 护士的终极目标是什么？

答：护士的终极目标是成为一名坚守一生、奉献一生、一生有爱的护士。因为，护士所从事的是高尚的、救死扶伤的职业，是有高度社会价值、社会和人民大众不可或缺的岗位。我国护理界最早获得"南丁格尔奖"的人是著名的护理专家王秀瑛教授。1987 年获得第三十二届"南丁格尔奖"的林菊英教授于 1990 年荣获美国一所大学的"人文学科荣誉博士"。我国第一位获得"南丁格尔奖"的男护士是藏族的巴桑邓珠,他被誉为是雪域高原的"提灯天使"。在全世界护理界,最神圣的护理先驱是佛罗伦萨·南丁格尔。她美丽的提灯神像,永久的镶嵌在我们每一个护士的心中,那盏橘黄色的小灯,像星星之火,点亮了千千万万个护士的心灯。如果你选择了成为一名护士,那你就坚守和努力吧!

参考文献

1. 王艾兰，夏立平. 护理学导论和基础护理学. 北京: 人民卫生出版社, 2008.
2. 耿丽华，宋雁宾. 护理实训教材. 基础护理分册. 第3版. 北京: 科学出版社, 2011.
3. 杨艳，李丹. 新编护士必读. 第2版. 沈阳: 辽宁科学技术出版社, 2012.
4. 全国护士执业资格考试用书编写专家委员会. 全国护士执业资格考试指导. 北京: 人民卫生出版社, 2012.
5. 珍妮特·沃斯，戈登·德莱顿. 学习的革命. 上海: 上海三联书店, 1998.
6. 西木，胡杨. 华商犹太商EQ之战. 呼和浩特: 内蒙古人民出版社, 1998.